Dr. med. Claus Schulte-Uebbing

Hildegard-Medizin für Frauen

- Wie Sie altes Wissen für Krankheiten von heute anwenden
- So behandeln Sie ganzheitlich Körper und Seele
- Über 100 Rezepte und Tipps für alle Beschwerden von A–Z

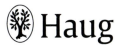

Die Deutsche Bibliothek – CIP-Einheitsaufnahme
Ein Titeldatensatz für diese Publikation ist bei Der Deutschen Bibliothek erhältlich.

© 2002 Karl F. Haug Verlag in MVS Medizinverlage Stuttgart GmbH & Co. KG.,
Postfach 30 05 04, 70445 Stuttgart

Das Werk ist urheberrechtlich geschützt. Nachdruck, Übersetzung, Entnahme von Abbildungen, Wiedergabe auf fotomechanischem oder ähnlichem Wege, Speicherung in DV-Systemen oder auf elektronischen Datenträgern sowie die Bereitstellung der Inhalte im Internet oder anderen Kommunikationsdiensten ist ohne vorherige schriftliche Genehmigung des Verlages auch bei nur auszugsweiser Verwertung strafbar.

Die Ratschläge und Empfehlungen dieses Buches wurden von Autor und Verlag nach bestem Wissen und Gewissen erarbeitet und sorgfältig geprüft. Dennoch kann eine Garantie nicht übernommen werden. Eine Haftung des Autors, des Verlages oder seiner Beauftragten für Personen-, Sach- oder Vermögensschäden ist ausgeschlossen.

Sofern in diesem Buch eingetragene Warenzeichen, Handelsnamen und Gebrauchsnamen verwendet werden, auch wenn diese nicht als solche gekennzeichnet sind, gelten die entsprechenden Schutzbestimmungen.

Lektorat: Dr. Elvira Weißmann-Orzlowski
Bearbeitung: Helga Kronthaler
Umschlagfoto: Bavaria
Umschlaggestaltung: Cyclus · Visuelle Komunikation, Stuttgart
Satz: IPa, Vaihingen/Enz
Druck und Verarbeitung: Westermann Druck Zwickau GmbH

ISBN 3-8304-2082-X

Inhalt

Vorwort 8

Grundlagen der Hildegard-Medizin

Wichtige Vorbemerkungen zur Anwendung 10
Zunehmende Frauenkrankheiten 11
Grenzen der modernen Frauenheilkunde 11
Warum gerade eine mittelalterliche Klosterfrau? 13
Hildegard – die erste ganzheitliche Ärztin 14
Das Leben der heiligen Hildegard 14
Klostermedizin aus historischer Sicht 16
Die Quellen der Hildegard von Bingen 17
Hildegard – die erste Umweltärztin 19
Phytotherapie nach Hildegard 20
Vier-Säfte-Lehre 20
Die besondere Bedeutung der Seele 21
Die Vier-Elemente-Lehre 21
Weibliche Konstitutionstypen 23
Die Mond-Typisierung.................................. 24
Der weibliche Zyklus 24

Angewandte Hildegard-Medizin

Allergien 28
Hormon- und Zyklusstörungen 33
Schwache/ausbleibende Regel 41
Um 8 bis 9 Tage verfrühte Menstruation 50
Verspätete Menstruation 52
Zwischen- und Schmierblutungen 54
Verstärkte/verlängerte Regel 57
Rezidivierende Ovarialzysten und PCO-Syndrom 65
Prämenstruelles Syndrom (PMS) 72

Schmerzhafte Regel 77
Sexualstörungen 81
Entzündliche Frauenkrankheiten 83
Zystitis 84
Entzündungen der Vulva und Vagina 87
Ausfluss 88
Feigwarzen 93
Chlamydien-Vulvitis und -Kolpitis 95
Herpes 97
Zervizitis und Ektopie 101
Sterilität 102
Gestörte Schwangerschaft 110
Wechseljahre 112
Trockene Vagina 118
Hitzewallungen 119
Kreislaufstörungen 122
Depressionen 123
Osteoporose 132
Gutartige Brusttumoren 138
Myome in der Gebärmutter 146
Gutartige Ovarialtumoren 152
Endometriose 155
Bösartige gynäkologische Erkrankungen 158
Brustkrebs 166

Die fünf Säulen der Hildegard-Medizin

1. Säule: Die Seele nähren 174
    Gebet als Kraftquelle 175
    Seelische Heilmittel 175
2. Säule: Den Körper nähren 177
    Küchengifte nach Hildegard 177
    Die Ernährung dem Zustand anpassen 178
    Ganzheitliche Ernährung 181
    Den Alkoholkonsum reduzieren 182
    Fettarme Kost bevorzugen 182

Die richtigen Fette wählen 183
Auf Fleisch besser verzichten 184
Nahrungsmittel-Allergene 185
Achten Sie auf Zusatz- und Hilfsstoffe 185
Dinkel 187
Nahrungsmittel-Ergänzungen 188
3. Säule: Gesund leben – Anti-Aging-Medizin 189
4. Säule: Die Abwehr stärken 191
Ozon-Therapie 191
Darmsanierung 192
Bioresonanz-Verfahren 193
Magnetfeld-Therapie 194
Traditionelle Chinesische Akupunktur 194
Osteoporose-Therapie 195
Bindegewebs- und Lymph-Therapie (B.L.T) 196
5. Säule: Regelmäßig entgiften 198
Umweltmedizinische Zusammenhänge 198
Warum muss entgiftet werden? 200
Entgiftungstherapien 202
Chelat-Therapie 202
Heilfasten 203
Physikalische Therapie / Schwitzbäder 204
Ölziehen 204
Aderlass nach Hildegard 205

Danksagung 206
Publikationen des Autors 207

Vorwort

Bereits Anfang des vorigen Jahrtausends war Hildegard von Bingen die erste Frau im deutschsprachigen Raum, die sich mit der Entstehung, Behandlung und insbesondere auch Vermeidung von Frauenerkrankungen intensiv auseinandergesetzt hat. Mit ihrer visionären Betrachtungsweise war sie ihrer Zeit um Jahrhunderte voraus. Sie integrierte seelische und psychische Dimensionen in die Beschreibung der Krankheitsentstehung und berücksichtigte dabei auch stets ökologische Gesichtspunkte. Aus diesem Grund könnte man sie nicht nur als eigentliche Begründerin der modernen Psychosomatik, sondern darüber hinaus auch als erste Umweltmedizinerin bezeichnen. Hildegard von Bingen ist somit viel mehr als eine historische Figur.

In Anbetracht der vielen psychosomatischen und umweltbedingten Frauenerkrankungen stellt Hildegard von Bingen eine wichtige Ergänzung und Bereicherung der modernen Frauenheilkunde dar.

In einer Zeit, in der sich die Folgen der Umweltzerstörung mehr und mehr bemerkbar machen und in vielen Frauenerkrankungen niederschlagen, zeigt sie uns den Weg zurück zur heil- und segensbringenden Einheit – in uns selbst (Körper, Seele und Geist), innerhalb der Schöpfung und mit unserem Schöpfer.

Dr. med. Claus Schulte-Uebbing

„Die Seele der Therapie ist die Therapie der Seele"
Hildegard von Bingen

Grundlagen der Hildegard-Medizin

Grundlagen der Hildegard-Medizin

Wichtige Vorbemerkungen zur Anwendung

Viele von Hildegards allgemeinen und speziellen Rezepturen gegen Frauenleiden sind heute wie damals anwendbar und können – am richtigen Platz bei der richtigen Indikation eingesetzt – die Schulmedizin sinnvoll ergänzen. Die in diesem Buch aufgeführten Rezepturen wurden von mir nach bestem Wissen und Gewissen aufgrund meiner Erfahrungen als naturheilkundlich und umweltmedizinisch orientierter Frauenarzt für die tägliche Praxis zusammengestellt.

In diesem Buch findet sich eine Reihe neuer Rezepturen, die ich als Komposita aus Hildegard-Heilkräutern anwende und die sich zum Teil schon sehr bewährt haben; sie sind mit (S-Ü/Jahreszahl) gekennzeichnet. Als Grundlage für alle Rezepturen und für die Auswahl der Heilpflanzen für diese Komposita dienten vor allem folgende Schriften:

- Abbé Migne: „S. Hildegardis abbatissae opera omnia, Patrologiae Cursus Completus", Paris 1855, Spalten 1117-1352
- „Causae et Curae", Originalschrift Paul Kaiser, Leipzig 1903, Bayerische Staatsbibliothek München, zitiert als C.C.K.
- „Causae et Curae", Originalschrift der Übersetzung von Hugo Schulz, München 1933, Bayerische Staatsbibliothek München, zitiert als C.C.Sch.
- „Die Frauenheilkunde der Hildegard von Bingen", Dissertation von Marta Koss, Friedrich-Wilhelms-Universität Berlin 1942

Wichtiger Hinweis

Wenngleich viele der erwähnten Rezepturen in den letzten Jahren von mir zum Teil mit sehr guten Erfolgen in Klinik und Praxis zum Wohle zahlreicher Patientinnen angewendet werden konnten, sind auch eine Reihe von Rezepturen in diesem Buch aufgeführt, die bisher noch nicht oder nicht hinreichend erprobt werden konnten. Auch sind einige Rezepturen hinsichtlich potenzieller Nebenwirkungen nicht ungefährlich.

> Ich empfehle die Anwendung der erwähnten Hildegard-Rezepturen nur unter fachärztlicher Anleitung, nach Möglichkeit unter Anleitung eines/einer naturheilkundlich orientierten Frauenarztes oder Frauenärztin durchzuführen.

Zunehmende Frauenkrankheiten

Viele Erkrankungen haben in der letzten Zeit erschreckend zugenommen. Besonders schlimm ist die Entwicklung auf dem Gebiet der weiblichen Krebserkrankungen. Immer mehr jüngere Frauen erkranken an Brustkrebs. Seit 1970 hat sich die Anzahl der registrierten Brustkrebsfälle bei Frauen im Alter unter fünfzig Jahren mehr als verdoppelt. Doch auch die folgenden Frauenkrankheiten scheinen in den letzten Jahren kontinuierlich zugenommen zu haben:

- Chronischer Ausfluss (= Fluor vaginalis)
- Schmerzhafte Periode (= Dysmenorrhö)
- Chronisch wiederkehrende Scheidenpilz-Infektionen (= Candida)
- Hormonelle Störungen (= endokrine Dysregulationen)

Besonders stark zunehmend ist die Endometriose (= Gebärmutterschleimhaut, die außerhalb der Gebärmutter wuchert) und das Wachstum von Gebärmuttermyomen.

Immer mehr Ehepaaren bleibt ihr Kinderwunsch versagt. Etwa jedes fünfte bis siebte Ehepaar ist heute ungewollt kinderlos. Entweder kommt es durch verschiedene Schädigungsmechanismen zu überhaupt keiner Schwangerschaft (= primäre Sterilität) oder zu gestörten Schwangerschaftsverläufen, die dann nicht selten mit Abgängen oder Totgeburten enden.

Grenzen der modernen Frauenheilkunde

Viele dieser Erkrankungen können dank der Fortschritte in der modernen Medizin gut behandelt werden. Dennoch stößt die moderne Medizin gerade bei bösartigen Erkrankungen, aber auch bei Erkrankungen, die mit einer Abwehrschwächung einhergehen, sehr schnell an ihre Grenzen. Auch die vielen psychischen und psychosomatischen Krankheiten können nur sehr unbefriedigend behandelt werden. Besonders hilflos ist die moderne Medizin bei der Behandlung umweltbedingter Krankheiten. In all diesen Fällen, die insgesamt weit mehr als die Hälfte ausmachen, stellt Hildegard von Bingen eine wichtige Ergänzung und Bereicherung der modernen Frauenheilkunde dar.

Grundlagen der Hildegard-Medizin

Die folgende Übersicht zeigt das breite Spektrum der Frauenkrankheiten, bei denen Methoden und Therapiekonzepte nach Hildegard, als sinnvolle Ergänzung der klassischen schulmedizinischen Verfahren erfolgreich eingesetzt werden können:

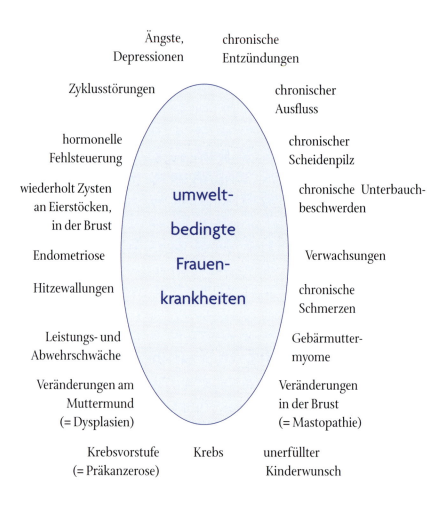

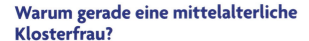

Warum gerade eine mittelalterliche Klosterfrau?

In der heutigen Zeit wird sich so manche Leserin mit der Religiosität schwer tun, die in Hildegards Schriften steckt. Viele, die vom Atheismus der heutigen Zeit geprägt sind, werden zunächst schwer Zugang zur Klosterfrau Hildegard finden: Wer hat heute noch Verständnis für eine Äbtissin, Benediktinerin, fromme Jungfrau, die ihr ganzes Leben in einem streng religiösen Milieu verbrachte?

Wer Hildegards Schriften trotz möglicher religiöser Vorbehalte objektiv und unvoreingenommen studiert, wird feststellen, dass sie nicht nur kulturhistorischen, sondern insbesondere auch medizinischen Wert haben.

Zweifellos beeinflusst von der Kloster- und Volksmedizin und von Galen gibt sie uns in ihren Werken sehr viel Neues, Brauchbares und Wissenswertes. Man könnte Hildegard als die erste Umweltärztin bezeichnen, zumal sie wichtige umweltmedizinische Zusammenhänge sehr gut erkannt hat.

Bei einer genaueren Analyse kann man erkennen, dass Hildegard mit einer Fülle von Heilpflanzen, Kräutern, Bäumen und Mineralien vertraut war und uns einen großen Heilschatz hinterlassen hat. Viele ihrer Rezepturen können auch in der heutigen Zeit eingesetzt werden.

Die fünf Säulen

Wissenswertes

Die Therapie der heiligen Hildegard bezieht die gesamte Umwelt, einschließlich aller in ihr wirkenden Gesetze, mit ein. Analysiert man ihr therapeutisches Werk, so steht dieses auf fünf Säulen, die nicht nur den Körper stärken und entlasten (Entgiftung, Ausleitung und Abwehrsteigerung), sondern insbesondere auch die Seele (das Gefühl) harmonisieren und den Geist (Verstand, Intellekt, Wissen) mit neuen Impulsen versehen.
Basierend auf dem Grundsatz, dass die Seele der Therapie die Therapie der Seele ist, sind die zwei Säulen „Seele" und „Geist" sogar wichtiger als die drei Säulen „Gesund leben, Körperentgiftung und -abwehr". Ein ganz wichtiges Prinzip bei Hildegard ist die Hilfe zur Selbsthilfe. Gesundheit ist eine große Gnade, ein Geschenk, aber jeder ist für seine Gesundheit selbst verantwortlich.

Grundlagen der Hildegard-Medizin

Hildegard – die erste ganzheitliche Ärztin

Hildegard von Bingen lehrt uns vor allem, wie wir durch ganzheitliches Denken und Handeln die Entstehung von Krankheiten verhindern können. Dies gilt insbesondere für das breite Spektrum der so genannten umweltbedingten Frauenerkrankungen. Hier können der Frau durch Schadstoffvermeidung viele seelische und körperliche Leiden erspart werden.

Gerade bei umweltbedingten Frauenerkrankungen sind herkömmliche Behandlungsmethoden häufig nicht in der Lage, meist langjährig bestehende Beschwerden zu vermindern oder gar zu beseitigen. Während die klassische Schulmedizin zwar gute Methoden zur Feststellung solcher Krankheiten bietet, stößt sie bei deren Behandlung schnell an ihre Grenzen.

Viele von Hildegards allgemeinen und speziellen Rezepturen gegen Frauenleiden sind heute wie damals anwendbar und können – am richtigen Platz bei der richtigen Indikation eingesetzt – die Schulmedizin sinnvoll ergänzen. Darüber hinaus bietet Hildegard ungeahnte Möglichkeiten: Sie zeigt uns Wege zur Stabilisierung von Seele und Psyche und bietet eine Reihe sehr brauchbarer Methoden zur gezielten Schadstoffausleitung, kombiniert mit ganzheitlicher Entgiftung und abwehrsteigernden Maßnahmen. Das Buch wurde so abgefasst, dass sich auch die Kranke und Betroffene schnell orientieren kann.

Das Leben der heiligen Hildegard

Es ist schon viel über die heilige Hildegard und ihre Werke geschrieben worden. Ich werde daher ihren Lebensweg nur in aller Kürze bringen. Ausführliche Biografien finden Interessierte unter der angeführten zahlreichen Literatur.

Im Sommer 1098 n. Chr. wurde Hildegard zu Bermersheim bei Alzey als Tochter des Edelfreien Hiltebert von Vermerssheym und seiner Gemahlin Mechthild geboren. Mit acht Jahren kam sie in klösterliche Erziehung in die Frauenklause, die dem Benediktinerkloster auf dem Disibodenberg angeschlossen war. 1147 siedelte sie in das von ihr gegründete Kloster Rupertsberg bei Bingen über und leitete es als Äbtissin.

Das Leben der heiligen Hildegard

Göttliche Visionen

Seit ihrer frühesten Kindheit war Hildegard eher schwächlich und häufig krank, doch begabt und wurde daher mit acht Jahren in klösterliche Erziehung gegeben. Nach ihrer eigenen Angabe besaß sie schon von ihrem fünften Lebensjahr an die Gabe, in wachem Zustand Visionen zu erleben. Mit 49 Jahren begann sie ihre Visionen aufzuschreiben. Von da an verfasste sie viele Schriften, besonders theologischen Inhalts, aber auch naturwissenschaftlich medizinische Werke, Gedichte und musikalische Kompositionen.

Hildegard pflegte einen ausgedehnten Briefwechsel mit Fürsten wie mit dem Volk, mit hoher und niedriger Geistlichkeit; sie alle erbaten Rat und Trost von ihr. Bis ins hohe Alter unternahm sie Missionsreisen in die Rhein-, Main- und Nahegegend, um vor dem Klerus und dem Volk zu predigen. Unermüdlich war sie in ihrer seelsorgerischen und auch medizinischen Tätigkeit. Sie verfasste verschiedene Schriften in lateinischer Sprache, von denen einige Naturwissenschaften und Arzneikunde behandeln.

Segensreiches Wirken bis ins hohe Alter

Hildegard war als Ärztin nicht nur in ihrem Kloster, sondern auch in der Umgebung tätig. Man könnte annehmen, dass sie in ihren Werken vor allem selbst Erlebtes und selbst Gesehenes wiedergibt, ergänzt durch das Wissen, das sie sich nach und nach aus anderen Schriften erworben hatte. Auch könnte man zunächst meinen, dass sie sich in ihren Auffassungen an Galen bzw. an dessen Schule anschließt.

Wie Hildegard in ihren Schriften allerdings selbst immer wieder betont, erhielt sie all ihr Wissen und ihre Kraft durch göttliche Offenbarung.

Am 17. September 1179, im 82. Lebensjahr, fand das segensreiche Schaffen dieser für ihre Zeit einzigartigen Frau ein Ende. Der Kanonisationsprozess wurde aus unbekannten Gründen nicht abgeschlossen, jedoch hat die katholische Kirche die heilige Hildegard in das römische Martyrologium unter dem 17. September eingereiht.

Grundlagen der Hildegard-Medizin

Klostermedizin aus historischer Sicht

Schon immer waren Menschen bestrebt, zur Verhütung und Heilung von Krankheiten beizutragen. Um 35 n. Chr. finden wir in Rom Schrifttum von Laien über Medizin. Ein Beweis, dass es nicht nur die Schulmedizin gab. Zu jener Zeit stand in Westgermanien die Medizin noch auf sehr primitiver Stufe.

Wegen der schweren Kämpfe um Macht und Existenz, die das Volk heftig plagten, fand es wenig Zeit, sich mit Wissenschaften zu befassen. Daher flüchtete die Wissenschaft und mit ihr die Heilkunde hinter sichere Klostermauern: Mönche bzw. Orden entwickelten sich zu den Trägern der Bildung.

Zur Merowinger Zeit (5. bis 8. Jh) strömte dann altklassisches medizinisches Wissen langsam in die Klöster nördlich der Alpen (Fulda, Reichenau, St. Gallen). Es waren meist ins Lateinische übersetzte Schriften von Hippokrates und Galen. So wurde die Medizin Teil der Allgemeinbildung der Kleriker.

Klöster horten medizinisches Wissen

Anfang des 8. Jh. entstand ein medizinischer Leitfaden für die Praxis „Concordiantia Ippocratis, Galeni et Suriam", den man auch in Deutschland bis in das 10. Jh. verwendete. Von der damaligen Gebrauchsliteratur existieren nur noch einzelne Stücke über Aderlässe, Säftelehre, Rezeptarienfragmente, dafür teils mit berühmten antiken Ärztenamen gezeichnet. Die in den Klöstern angefertigten Handschriften sind nicht bloß übernommenes Gut, sondern tragen einen Hauch von Selbstständigkeit.

Jedes Kloster hatte seinen Kräutergarten, der von den Mönchen sehr gepflegt wurde. Auch besaßen sie für die damalige Zeit gut eingerichtete Hausapotheken, die nicht nur den Mönchen zur Verfügung standen, sondern auch der ländlichen Bevölkerung.

Von dem Mönch Walafried aus dem Kloster Reichenau ist uns eine Dichtung aus dem 8. Jh. erhalten, die über die Heilwirkungen der Kräuter seines Klostergartens berichtet. Zu nennen wäre auch Odo von Meung, der an der Loire wirkte. Von ihm haben wir ein Kräuterarzneigedicht, das unter dem Namen „Macer floridus" bis ins 16. Jahrhundert hinein sehr geschätzt war.

Eine medizinische Klostertradition geht zu Ende

Bis zum Ende des 12. Jh. herrschte in Deutschland wie in Frankreich das gelehrte Klerikertum in der Medizin. Doch schon Ende des 11. Jh. sind salernische Laienärzte aufgetreten. Es wird überliefert, dass zur damaligen Zeit die Schule von Salerno keineswegs hinter der Gelehrsamkeit der Klosterschulen zurücksteht. Langsam ging so das medizinische Wissen von den Klerikern in die Hände der Laien über.

Hildegard von Bingen gilt heute in diesem Sinne als die bedeutendste Vertreterin der klerikalen Medizin. Sie verfasste verschiedene Schriften in lateinischer Sprache, von denen einige Naturwissenschaften und Arzneikunde behandeln.

Die Quellen der Hildegard von Bingen

Hildegard war nicht nur in ihrem Kloster, sondern auch in der Umgebung tätig. Ob und in welchem Umfang Hildegard ihr reiches Wissen direkt aus literarischen Quellen bezogen hat, ist allerdings bis heute nicht festgestellt. Manche Historiker bezweifeln bei Hildegard eine Kenntnis der antiken Schriftsteller. Sie meinen, bei Hildegard ließen sich von der alten griechischen Medizin nur wenige oder sogar überhaupt keine Spuren nachweisen. Doch sicherlich entstammen viele Kenntnisse ihren eigenen Beobachtungen und Erfahrungen.

Hildegard hatte eine für ihre Zeit erstaunliche Selbstständigkeit des Geistes. So ist es wahrscheinlich, dass sie ihr reiches Wissen vorwiegend aus der reichhaltigen Klostertradition, aber auch aus Beobachtungen und ärztlicher Praxis geschöpft hat.

Andere Historiker dagegen führen Hildegards Kenntnisse sehr wohl auf das Studium zahlreicher antiker Schriftsteller zurück. Ich selbst konnte keine Übereinstimmung der hier angeführten frauenheilkundlichen Hildegard-Zitate mit Plinius, Isidor von Sevilla und mit dem Physiologus feststellen. Die bei Dioskurides für Diptam, Mutterkraut, Nieswurz, Osterluzei, Lattich und für den Jaspis angegebenen frauenheilkundlichen Verwendungen stimmen zwar hinsichtlich der Indikationsgebiete mit Hildegards Anwendungen überein. Daraus lässt sich jedoch Hildegards Kenntnis der entsprechenden möglichen Literaturstellen nicht beweisen.

Grundlagen der Hildegard-Medizin

Woher stammt Hildegards Gedankengut?

Bei dem Vergleich mit Galens Werken kann man bei Hildegard zahlreiche Anklänge an dessen Gedankengänge feststellen, so besonders an seine Temperamente- und Säftelehre. Viele frauenheilkundliche Stellen bei Hildegard zeigen Ähnlichkeiten mit Galens Schriften, so beispielsweise über den Einfluss des Mondes auf die Menstruation, über die funktionellen Ursachen der Amenorrhö, über die günstigste Zeit für die Konzeption und über die Gefäßvergrößerung der Gebärmutter und der Brust.

Dass die Frauen weniger unter Podagra (= Fußgicht) zu leiden haben als die Männer, führt Hildegard, genau wie Galen, auf die Reinigung der schlechten Säfte durch die Menstruation zurück. Über die Anwendung des Aderlasses zur Ausräumung der schädlichen Säfte bei Entzündungen usw. finden wir bei Galen sehr Ausführliches, ebenfalls bei Hildegard, jedoch ohne bestimmte Indikationen. Auch bei den diätetischen Vorschriften finden sich Parallelen. Aber es sind eben alles nur Anklänge an die Gedankengänge. Eine genaue Übereinstimmung oder direkte Entlehnung ist nirgends zu beweisen.

Klostertradition und Volksmedizin

Die gefundenen Ähnlichkeiten liefern somit keinen Beweis, dass Hildegard Galens Werke, die in ihrer lateinischen Übersetzung weit verbreitet waren, selbst kannte. Umso mehr, da sie die lateinische Sprache nur ungenügend beherrschte, wie sie selbst des Öfteren betont und dies auch ihre Biografien berichten. Sie kann ihr Wissen auch nur aus mündlicher Überlieferung aus der Klostertradition oder aus der Volksmedizin geschöpft haben.

Die alte Klostertradition war zum damaligen Zeitpunkt schon stark mit antiker Buchweisheit durchsetzt, und es fällt schwer festzustellen, was germanisches Eigentum und was uralte Überlieferung aus der Antike ist.

Somit ist Folgendes am wahrscheinlichsten: Hildegards frauenheilkundliche Kenntnisse, wie sie in der „Physica" und in „Causae et Curae" zu Tage treten, sind eine Sammlung von Klostertradition und Volksmedizin, erweitert durch eigene Vision und Beobachtung, ergänzt und abgerundet durch eigene Praxis.

> **INFO**
>
> *Der griech.-röm. Arzt Galen fasste umfangreiches ärztliches Wissen seiner Zeit (129–199 n. Chr.) zusammen.*

Hildegard – die erste Umweltärztin

Die Originalschriften

Ein nicht unerhebliches Problem stellt die Tatsache dar, dass Hildegards Originalschriften „Physica" und „Causae et Curae" bis heute fehlen. Es ist nicht garantiert, dass die uns überlieferten handschriftlichen Texte alle original von Hildegard stammen. Darüber hinaus ist die Lektüre nicht immer ganz einfach, zumal diese Schriften nicht aus oratorischen Sätzen, sondern aus ungrammatischem Latein aufgebaut sind, das sehr oft mit Deutsch vermischt ist.

Man geht heute davon aus, dass Hildegard ihre Werke nur zum Teil selbst niedergeschrieben hat. Einen Großteil diktierte sie dem Kapellan Vollmar und dem Mönch Wibert, die ihre Gedanken dann niederschrieben. Aus den folgenden Zeilen Vollmars sehen wir, dass diese Gedanken bzw. Vorstellungen ganz und gar ihr Eigen waren: „Mein geliebter Sohn Vollmar verlangte eine derartige Freiheit nicht, sondern begnügte sich, meine Schriften nach den Regeln der Grammatik zu verbessern, denn mir ist es nicht gegeben, in klassischen Worten zu sprechen."

Hildegard – die erste Umweltärztin

Man könnte Hildegard als die erste Umweltärztin bezeichnen, zumal sie wichtige umweltmedizinische Zusammenhänge erkannt hat. Dies geht aus den folgenden Sätzen hervor:

„Die ganze Natur soll dem Menschen dienen, so dass er mit ihr wirke, weil der Mensch ohne die Natur weder leben noch bestehen kann." (P.L. 755, B)

„In der gesamten Schöpfung sind geheime Heilkräfte verborgen, die kein Mensch wissen kann, wenn sie ihm nicht von Gott offenbart wurden." (L.D.O I, 4; P.L. 893 C)

Hildegard hat zudem ganz moderne Zusammenhänge erkannt und treffend beschrieben:

„Im Menschen sind Feuer, Luft, Wasser und Erde und aus ihnen besteht er. Vom Feuer hat er die Körperwärme, von der Luft den Atem, vom Wasser das Blut und von der Erde den Körper." (C.C 49, 29)

„Diese vier Grundstoffe sind so eng verknüpft und verbunden, dass keines vom anderen getrennt werden kann. Daher halten sie so fest aneinander, dass man sie die Grundbausteine des gesamten Kosmos nennen kann." (C.C. 2 37ff)

> **INFO**
>
> Die Therapie der heiligen Hildegard bezieht die gesamte Umwelt, einschließlich aller in ihr wirkenden Gesetze, mit ein.

Grundlagen der Hildegard-Medizin

Phytotherapie nach Hildegard

Hildegard bietet uns eine Reihe von Heilpflanzen an, die das Hormonsystem zum Teil sehr gut beeinflussen. Jede Heilpflanze wird nach ihren Eigenschaften charakterisiert, z. B. (leicht bis stark) wärmend, heiß, (leicht bis stark) kühl bzw. kalt, zugleich kalt und warm = neutral, (leicht bis stark) trocknend bzw. trocken, (leicht bis stark) befeuchtend, feucht, (leicht bis stark) Energie zuführend bzw. stärkend, nicht nährend = Energie entziehend und schleimfördernd.

Bei der Behandlung von Patientinnen und der Zusammenstellung von Komposita werden daher folgende Kriterien berücksichtigt: Krankheiten, die mit zu viel Hitze einhergehen, brauchen mehr kühlende Komposita.

Umgekehrt brauchen Krankheiten, die mit zu viel Kälte einhergehen, mehr wärmende Komposita.

Bei Fülle-Krankheiten benötigt man mehr ableitende, Energie entziehende Komposita. Hingegen bei Leere/Schwäche eher stärkende, nährende, Komposita.

Krankheiten, die mit zu viel Feuchtigkeit einhergehen, brauchen trockene Komposita und umgekehrt.

Vier-Säfte-Lehre

Zwar finden wir auch bei Hildegard eine Vier-Säfte-Lehre. Diese unterscheidet sich aber grundlegend von der galenischen:

„... Vier Säfte gibt es, die beiden wichtigsten von ihnen werden Phlegma genannt, die beiden anderen heißen Schleim." (O.T. 50, 31)

Die Verteilung dieser Säfte beruht wahrscheinlich auf einer These, wonach der oberste Saft immer den nächsten beherrscht.

Diese vier Säfte kommen in verschiedener Verteilung im Organismus vor. Von ihnen hängt es ab, welche Konstitution er hat, welche Krankheitsanlagen im Körper sind und ob dem betreffenden Menschen ein langes oder kurzes Leben beschieden ist.

Wenn ein Saft den anderen überwindet oder seine richtige Ordnung nicht hat, wird der Mensch kränklich. Und wenn die richtige Mischung fehlt, geht der ganze Körper zugrunde.

Die besondere Bedeutung der Seele

Bei Hildegard galt die Seele als Erhalterin des Lebens. Wir können bei Hildegard nicht nur lesen, dass die menschlichen Gedanken im Herzen entstehen. Sie schreibt auch, dass vor allem die Seele des Menschen im Herzen ist und von dort aus regelt sie die menschlichen Gedanken. Diese Seele gehört eben zur Vollständigkeit des Menschen.

Es geht weit über eine naive, schlichte religiöse Vorstellung hinaus, wenn Hildegard sagt:

„Die Seele des Menschen, die von Gott in den Menschen vom Himmel herabkommt, ihn belebt und ihm seinen Verstand gibt, stirbt nicht, wenn sie den Menschen verlässt, sondern sie wandert ewig lebend ... entweder zum Lohne für ihr Leben oder zu den Qualen des Todes.“ (O.T., 21, 9)

Bei Hildegards Aussage, die Seele sei *„... ein zum Guten fahrender Hauch ... und halte uns von allen Sünden zurück ...“*, erkennt man einen Einfluss Platons, wenngleich mit einer Verschmelzung mit dem theologischen Begriff Seele.

Seele und Fruchtbarkeit

Erstaunlich viel befasst sich Hildegard mit den seelischen Ursachen von Empfängnis und Liebe sowie von Wechselwirkungen jener seelischen Kräfte. Was sie sagt, können wir natürlich nur verstehen, wenn wir das Vorhergehende über Säfte, Phlegma, Bau des Organismus in Betracht ziehen.

Ihre Vorstellung, wie die Fruchtbarkeit beim Menschen überhaupt entstehen kann, ist sehr einfach, um nicht zu sagen eigenartig. Der Mensch ist fruchtbar, sagt die heilige Hildegard, durch die in ihm vorhandene Kälte und Wärme. *„... Denn die Wärme ist seine Lebenskraft und die Kälte seine Dürre und durch all dieses zeugt er Kinder.“* (O.T. 44, 30)

Vier-Elemente-Lehre

Die körperlichen und seelischen Eigenarten der Frau im Gegensatz zu denen des Mannes werden von Hildegard mit großer Sachlichkeit, Feinheit und einer uns manchmal naiv anmutenden, aber echt mittel-

Grundlagen der Hildegard-Medizin

alterlichen Offenherzigkeit behandelt. Die Ausführungen charakterisieren wie das meiste, was Hildegard geschrieben hat, eine symbolische Ausdeutung der naturwissenschaftlich-medizinischen Tradition, die von einer starken, tiefen Religiosität geprägt ist.

Die vier Elemente

Nach Hildegard:

„... ist die Frau ein Gebilde aus Wasser, Feuer, Erde und Luft. Sie hat wie der Mann vom Feuer die Wärme und die Lebenskraft, aber auch das Gefühls- und Wunschleben, von der Luft den Atem und ..." – eine ganz deutliche Reminiszenz an die antike Lehre vom Pneuma als Träger der Sinnesfunktionen – *„... das Gehör und die Gedanken mit ihrer Unstetigkeit."*

„... Dem Wasser verdankt sie die Beweglichkeit und das Wissen, der Erde (die nach alter Tradition den Hauptbestandteil der Knochen bildet) den Gang." (vergleiche C.C.Sch. 47/48 und 52; C.C.K. 44, 28-45, 8 und 49, 29-50, 18)

„... Aus dem starken Anteil des Elementes Luft am Organismus der Frau ist sie in der Lage, dem Kind, das sie trägt, die nötige Lebensluft zuzuführen. Damit die Luft leichteren Zutritt hat, hat die Frau eine besonders zarte Haut und einen ‚zwiespältigen Kopf', d. h. die sagittale Schädelnaht weicht bei der Menstruation auseinander." (C.C.Sch. 62; C.C.K. 59, 21-26)

"... Ihre ‚luftige' Beschaffenheit bedingt auch ihre besondere Beweglichkeit und die Geschicklichkeit der Hände ..."

Hildegard leitet aus der symbolisch gemeinten biblischen Stelle, die Frau stamme aus dem Fleisch des Mannes, die Unterordnung der Frau unter den Mann und ihr ruhiges Temperament ab. (C.C.Sch. 37/38; C.C.K. 33, 33-34)

> **INFO**
>
> Hildegard vertrat die Auffassung, dass die Welt aus vier Elementen besteht. Dies übertrug sie auf den Menschen.

Mann und Frau

Hildegard sieht in dieser biblischen Stelle keine Rechtfertigung für eine Benachteiligung der Frau. Die Abstammung der Frau *„... aus der Seite des Mannes"* ist nur symbolisch gemeint.

Hildegard zufolge ist sie eine wichtige Voraussetzung für die Befruchtung: *„Durch sie ist die Frau zum Einswerden mit dem Mann befähigt."*

> **INFO**
>
> Nach Hildegard sind Mann und Frau ebenbürtige und gleichberechtigte Partner.

(C.C.Sch. 69; C.C.K. 68, 8-12). Die Frau ist *„ein Gefäß des Mannes"*. (C.C.Sch. 63, C.C.K. 60, 30)

Nach Hildegard ist die Frau sensibler und feinfühlender als der Mann. Sie erklärt dies damit, dass die Elemente in der Frau wirksamer sind als im Mann:

„... Das Blut der Frau ist mehr mit Schleim durchsetzt als das des Mannes, da sie offen, gefenstert und windreich ist. Daher sind die Elemente in ihr auch wirksamer." (C.C.Sch. S. 102; C.C.K. S. 107,8-14)

Weibliche Konstitutionstypen

Entsprechend den vier Säften Blut, Phlegma, gelbe und schwarze Galle unterscheidet Hildegard vier weibliche Konstitutionstypen:

Blutreiche Frauen

Die blutreichen Frauen neigen zur Beleibtheit, haben weiches Fleisch, dünne Gefäße und gesundes dickes Blut. Sie besitzen ein helles weißes Angesicht, sind liebenswürdig, genau in künstlerischen Arbeiten und halten sich selbst im Zaume. Die Menstruation ist gering und die Gebärmutter gut entwickelt. Sie sind fruchtbar, bekommen jedoch nicht sehr viele Kinder. Unverheiratet neigen sie zu körperlichen Beschwerden. (C.C.Sch. 86; C.C.K. 87,11-25)

Phlegmareiche Frauen

Die phlegmareichen Frauen haben mäßig wachsendes Fleisch, dicke Gefäße, gesundes helles Blut mit etwas Schleim darin. Ihre Hautfarbe ist dunkel, das Wesen ernst und ihr Aussehen wirkt etwas männlich. Die Menstruation ist mittelstark. Sie empfangen leicht, da die Gebärmutter kräftig ist. Gelegentlich entwickelt sich bei ihnen am Kinn ein leichter Bartflaum. Bleiben sie ohne Männer, so wird ihr Wesen unleidlich. (C.C.Sch. 86; C.C.K. 87,32-88,16)

An gelber Galle reiche Frauen

Die an gelber Galle reiche Frau hat zartes Fleisch, groben Knochenbau, mittelstarke Gefäße, dickes rotes Blut und eine bleiche Gesichtsfarbe. Sie ist klug, wohlwollend, und Ehrfurcht wird ihr erwiesen. Die

INFO

Diese Einstufung in vier Gruppen kann man der Temperamentenlehre Galeus gleichstellen.

Grundlagen der Hildegard-Medizin

Menstruation ist stark. Sie besitzen eine kräftige Gebärmutter und sind fruchtbar. Verheiratet ist sie treu und keusch, unverheiratet leidet sie an körperlichen Schmerzen. (C.C.Sch. 87; C.C.K. 88,24-32)

Schwarzgallige Frau

Mager und von mäßig starkem Knochenbau ist der vierte Typ, die schwarzgallige Frau. Sie hat dicke Gefäße und mehr schleimiges Blut. Ihr Kolorit ist dunkel mit blaugrauem Ton. Körperlich ist sie wenig widerstandsfähig und bei Krankheit übellaunig. Die Menstruation ist stark, aber wegen ihrer schwachen Gebärmutter ist sie unfruchtbar. Unverheiratet bleibt sie gesünder und kräftiger. Bisweilen bekommt sie mit robusten Männern mit 50 Jahren noch ein Kind. (C.C.Sch. 87; C.C.K. 89,7-27)

Die Mond-Typisierung

Neben diesen Konstitutionstypen entwickelt nach Hildegard jede Frau körperliche, geistige und seelische Veranlagungen in Abhängigkeit vom Mondstand im Augenblick der Zeugung. Danach gibt es, jeweils von Neumond zu Neumond, dreißig verschiedene Frauentypen.

Hildegards Mond-Typisierung ist eine prospektive Typisierung, die in die Zukunft weisen soll: Hildegard will, dass ein Ehepaar die Zeugung ihres Kindes mit vollem Bewusstsein und in voller Verantwortung vollzieht. Ein Ehepaar soll zu Mondphasen, die zur Zeugung eines Kindes mit negativen Charakterzügen führen würden, enthaltsam sein. Am besten sind der sechste, achte, zehnte und sechsundzwanzigste Mond. Nach Hildegard müssen beide Partner also nicht nur die Mondphasen kennen und danach leben, sondern auch darauf achten, dass die fruchtbaren Tage bei der Zeugung eines Kindes mit Mondphasen zusammenfallen, die gute Charaktereigenschaften verheißen.

INFO

Es ist meist sehr schwierig, nachträglich zu rekonstruieren, bei welcher Mondphase man gezeugt wurde. Vielleicht weiß die Mutter den exakten Tag der Zeugung.

Der weibliche Zyklus

Prämenarche

Kleine Mädchen haben zwar die Triebkraft in sich, dass sie zu einem kräftigen Alter heranwachsen können, aber da die Glieder noch nicht

24

voll entwickelt sind, haben sie noch keine Menstruation und können noch keine Nachkommenschaft bekommen.

Menarche und Thelarche

Hildegard: „… *Bei dem jungen Mädchen fließt das Monatsblut wie einzelne Tropfen aus den Gefäßen.*"

„… *Die Brüste wachsen beim Mädchen bis zum Eintritt der Menstruation, also bis die Gefäße der Gebärmutter das Monatsblut ausfahren.*" (C.C.Sch. 107,C.C.K. 110, 33-37)

Menstruation

Hildegard: „… *Bei einer Frau fließt das Monatsblut wie ein kleiner Bach, da durch den Mann die Gefäße geöffnet werden. Das Weib soll mit ihrem Blut den männlichen Samen aufnehmen und festhalten.*" (C.C.Sch. 100; C.C.K. 102, 6-103, 9)

„*Alle Gefäße (von Gehirn, Gesicht, Gehör, Hals, Rücken, Nieren, Leber, Eingeweiden und Nabel), die alle miteinander in Zusammenhang sind, beteiligen sich an dem Vorgang. Sie werden angeregt, Blut ausfließen zu lassen. In der Nierengegend (= Uterus) finden hierbei Zusammenziehungen und Erschlaffungen statt.*" (C.C.Sch. 100, 101; C.C.K. 103, 19-28). Damit suchte Hildegard wohl die Kreuzschmerzen zu erklären.

Hildegard erklärt den Reinigungsprozess der Menstruation unter anderem dadurch, dass nicht nur alle Gefäße und alle Säfte des Körpers daran direkt und indirekt beteiligt sind, sondern dass „… *alle Säfte in eine stürmische Bewegung geraten und sich mit dem gesamten Blut mischen. Dadurch beteiligen sich alle Säfte an dem Monatsfluss, wodurch eine Reinigung von schlechten Säften möglich wird.*"

Nach Hildegard „… *beginnt der Vorgang mit dem Ausfließen des Blutes aus den Gehirn- und Kopfgefäßen und setzt sich in den Unterleib fort. Gleichzeitig öffnet sich der Schädel in der Sagittalnaht und unterstützt den Reinigungsvorgang durch Abgabe von Überschüssen. Geht alles normal, so bleibt die Frau beschwerdefrei und der Schädelspalt schließt sich wieder.*" (vergleiche C.C.Sch. 101/104; C.C.K. 103, 29-104,10; 107,33-108, 4)

Interessant ist, dass Hildegard als Ursache für die Notwendigkeit der Menstruation eine schlechte Konstellation der Säfte angibt. Diese

Grundlagen der Hildegard-Medizin

wiederum hat ihre eigentliche Ursache im Verstoß gegen die Gesetze Gottes, gegen Natur und Schöpfung. Durch den Verstoß gegen die Schöpfung „... wurde das Blut des Weibes in einen verkehrten Ausfluss verwandelt."

Somit „... muss bei jeder Frau ein reinigender Abfluss vorhanden sein. ... Sonst könnte sie nicht leben, da sie reicher an Flüssigkeit ist als der Mann." (C.C.Sch. 62; C.C.K. 77, 23-29)

Menopause

Hildegard schreibt weiter: „... Vom fünfzigsten, gelegentlich auch erst vom sechzigsten Jahre an wird die Frau an den ,fensterähnlichen Orten' verengt und der Monatsfluss hört auf. Die Gebärmutter beginnt sich zusammenzufalten und zu schrumpfen. ... Der Einfluss des Mondes auf die Blutbewegung hört allmählich auf. ... Selten dauert die Menstruation bis zum siebzigsten Jahre." (C.C.Sch. 103; C.C.K. 106, 8-21)

Postmenopause

„... Da der Fleischansatz nicht mehr durch die Menstruation vermindert wird, nimmt er vom fünfzigsten bis zum siebzigsten Lebensjahr zu. Dann aber schwinden Fleisch und Blut dahin, die Haut wird welk und runzelig, der Mensch wird hinfällig und muss öfters durch Speise und Trank gekräftigt werden. ... Bei den Männern tritt dieses Greisenalter erst mit achtzig Jahren auf, da sie stärker sind als die Frauen." (C.C.Sch. 78; C.C.K. 78, 20-79, 3)

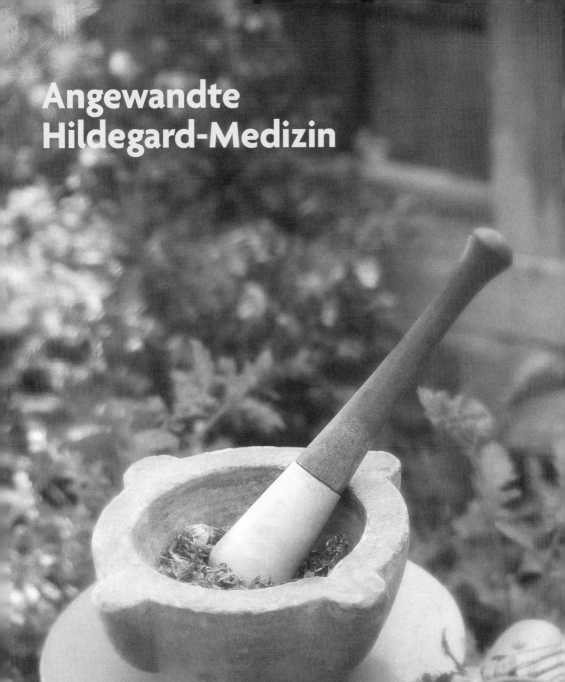

Angewandte Hildegard-Medizin

Angewandte Hildegard-Medizin

Allergien

Frauen sind heutzutage häufig mit umweltbedingten Schadstoffen belastet. Dies führt – neben Zyklusstörungen – oft auch zu Kontaktallergien an der Haut, insbesondere an den Händen, im Gesicht und am Dekolletee. Überall, wo sie mit giftigen Stoffen in Berührung kommen, bewirken diese Juckreiz, Hautausschlag, -brennen und -rötung. Viele klagen darüber am Arbeitsplatz, im Zuhause oder im Freizeitbereich.

Zunächst sind mögliche Ursachen festzustellen. Falls sich der Verdacht ergibt, dass ein umweltbedingtes Leiden vorliegt, wird der Patientin angeboten, die zur exakten Abklärung notwendigen Untersuchungen durchführen zu lassen. Dazu gehört ein entsprechendes Darm-, Allergie-, Immun-, Hormon- und vor allem auch Schadstoff-Screening.

Beim Schadstoff-Screening wird das Blut auf Schwermetalle, Holzschutzmittel, Lösungsmittel und Pestizide hin untersucht. Im Falle von Zahn- und Kieferschadstoffbelastungen erfolgen ein Amalgam-Screening mit Kaugummi- und DMPS-Test, ggf. ein Amalgam-Allergietest oder eine Haaranalyse.

Eventuell sind vor Ort gezielte Schadstoffmessungen durchzuführen. Sinnvoll können je nach Bedarf Untersuchungen von Staub, Wasser, Boden, Luft, Lebensmitteln und anderen verdächtigen Materalien sein.

> **INFO**
>
> *Bei Hautkrankheiten mit erheblichen Pigmentstörungen sind letztlich oft hormonelle Störungen und auch Umwelteinflüsse ursächlich beteiligt.*

> **TIPP**
>
> *Häufig enthalten Teppichböden, Wandverkleidungen, Tapeten, Lacke, Farben oder Kunststoffe Schadstoffe.*

Hildegard-Mittel

Bei allen Formen von Hautkrankheiten, die sowohl mit hormonellen Störungen als auch mit Umweltschadstoff-Belastungen als (Teil-)Ursache einhergehen, haben sich die folgenden Hildegard-Kräuter bzw. Hildegard-Hautpflege-Komposita (S-Ü) sehr gut bewährt.

Schwertlilie (Wurzel, Saft)

„... de swertula" (warm und trocken), Physica 1-118. Ihre ganze Kraft liegt in der Wurzel. Die Schwertlilie eignet sich vor allem als Teil von Komposita für äußere Anwendungen (*„Wer im Gesicht harte Haut hat*

28

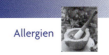

Allergien

wie Rinde."), aber auch innerlich (*"Wer von den Schwierigkeiten des Harnlassens zusammengeschnürt wird, ... wer einen Stein hat."*).

Sie gehört zu den gestagenotropen Heilpflanzen und ist besonders gut bei verhärteter Endometriosis externa im Bereich der Harnblase.

Schafgarbe
Bei Hildegard „Garwa" (warm und trocken), Physica 1-113: „... gegen Wunden im Körperinneren ... hat gesonderte und feine Kräfte für Wunden."

Das gilt besonders bei Dysmenorrhö.

Buchsbaumsaft (aus Rinde und Blättern)
„Buxus", Physica 3-22: „... wer Ausschläge oder Räude (= raue Haut) hat."

Espen-(Pappel-)Extrakt (aus Rinde und Holz)
Physica, Portmann, 3-28: „... füge Pappelsaft anderen Salben, die du bereitest, zu, und so wirken sie umso mehr gegen alle Krankheiten, die den Menschen plagen, ... im Kopf, im Rücken, in den Lenden, im Magen und in seinen übrigen Gliedern, und umso mehr unterdrücken sie die üblen Säfte."

Gerstenkorn
Bei Hild. „Hordeus", 1-4: „...wer im Gesicht eine harte und raue Haut hat."

Pfirsichbaumsaft (aus der Rinde)
Bei Hildegard „Persichbaum", 3-5: „... wer Flecken wie eine Unke auf dem Körper hat, mit Essig ..."

Zuckerwurz
„Gerla", Physica 1-199: „... wer eine kranke Haut im Gesicht hat."

Rosenöl
„de rosa", Physica, 1-22: „... kalt, hat nützliche Mischung in sich. Rose ist gut zu Salben und allen Heilmitteln, wenn sie ihnen beigefügt wird."

Bei Rosenöl erfolgt keine innere Anwendung.

Angewandte Hildegard-Medizin

Bio-Olivenöl

Bio-Olivenöl enthält wertvolle Mineralstoffe und Vitamine.

Bitte beachten

> **Fragen Sie Ihren Frauenarzt**
>
> Falls keine Gegenanzeigen bestehen und wenn nicht anders verordnet, können Sie die folgenden Komposita (am besten nach Rücksprache mit Ihrem Frauenarzt) anwenden.

Hildegard-Pigment-Öl

Liliensaft (aus Stängeln und Blättern)	10 g
Olivenöl	20 g
Einige Tropfen Rosenöl	

Anwendung: Bei Hautkrankheiten mit erheblichen Pigmentstörungen sind letztlich oft hormonelle Störungen als auch Umwelteinflüsse ursächlich beteiligt. Hier kann dieses Hildegard-Kompositum gut helfen.

Haut-Allergie-Öl, 20 g

Kompositum bestehend aus:

Schwertliliensaft	0,5 g
Schafgarbensaft	0,5 g
Espen-(Pappel-)Extrakt	0,5 g
Rosenöl	2 Tropfen
Bio-Olivenöl	auf 20 g
Wertvolle Mineralstoffe und Vitamine	

Anwendung: Bei Hautkrankheiten und erheblichen Pigmentstörungen sind letztlich hormonelle Störungen als auch Umwelteinflüsse ursächlich beteiligt. Hier kann das Haut-Allergie-Öl gut helfen.

Hildegard-Tagescreme, 20 g

Zuckerwurzsaft	1,5 g
Schwertlilienblätter-Saft	2,5 g
Gerstenkorn, pulverisiert	1,0 g
Olivenöl	3,0 g
Neutrale hypoallergene Salbengrundlage	ad 20 g

Allergien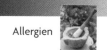

Anwendung: Falls hormonelle Störungen zu unreiner Haut und Akne führen, können Sie die Tagescreme in Kombination mit dem Nachtöl anwenden.

Hildegard-Nachtöl, 100 ml

Pfirsichbaumsaft (aus der Rinde)	5 g
Essig	3 ml
Buchsbaumsaft	3 g
Süßholz, fein pulverisiert	2 g
Weißwein	3 ml
Schafgarbensaft	5 g
Eine Spur Rosenöl	
Olivenöl	ad 100 ml

Anwendung: Reiben Sie sich bei unreiner Haut und Akne das Nachtöl ggf. zusammen mit der Tagescreme ein.

Hildegard-Körpermild, 100 ml

Schwertlilienblätter-Saft	2,5 g
Gerstenkorn, pulv.	1,0 g
Zuckerwurzsaft	1,5 g
Eine Spur Rosenöl	
Mineralstoffe und Vitamine	
Olivenöl	
Neutrale hypoallergene Emulsionsgrundlage	ad 100 ml

Anwendung: Dieses Kompositum hat sich sehr gut bei empfindlicher Haut bewährt.

Angewandte Hildegard-Medizin

Aus meiner Praxis

Krankengeschichte: Frau G. B., 58 Jahre, Verkäuferin in einem Kaufhaus, leidet seit vielen Jahren unter schweren Ekzemen an den Gliedmaßen und z. T. auch im Brust- und Bauchbereich. Der Ausschlag geht einher mit starkem Jucken, Brennen und schuppiger Haut. Hinzu kommen seit über 20 Jahren starke hormonelle Störungen (vorzeitiges Klimakterium mit 37 J.).
Frau B. erscheint in meiner Praxis, nachdem sie bereits zahlreiche Therapieversuche mit verschiedensten Salben (darunter stärkste Kortisonsalben) und Hormonpräparaten hinter sich hat. Doch bisher ohne nennenswerten Erfolg.

Diagnose: Tests im Hormonlabor ergeben stark erhöhte LH- und FSH-Werte sowie stark erniedrigte DHEA-Werte, Östrogene und Gestagene sind nicht nachweisbar. Außerdem liegt die Schilddrüsenerkrankung M. Hashimoto (eine Auto-Immun-Erkrankung) vor. Ursache hierfür sind Schadstoffe. Im Umweltlabor werden eine extreme Formaldehyd- und Lösungsmittelbelastung sowie sehr hohe Quecksilberwerte im Speichel festgestellt. Frau B. hat noch 7 Amalgamfüllungen.

Therapie: Es erfolgt eine Amalgamsanierung. Zur Ausleitung der Schwermetalle aus dem Körper werden eine Colon-Immun-Stimulationstherapie mit Entgiftungsmischungen und Symbioselenkung durchgeführt, parallel dazu eine Ozon-Eigenblut-Behandlung zur Stärkung des Immunsystems. Frau B. stellt ihre Ernährung um.
Des Weiteren nimmt die Patientin Hildegard-Lymph-, Leber- und Nieren-Tabletten ein und wendet Hildegard-Hautpflegemittel an.

Ergebnis: Innerhalb von zwei Monaten zeigt sich eine deutliche Besserung der Hautsymptomatik.

Hormon- und Zyklusstörungen

Zyklusstörungen sind sehr häufig und können verschiedenste Ursachen haben. Nur in etwa 10 bis 15 % aller Fälle sind organische Störungen als Grund für einen gestörten Zyklus auszumachen; über 40 % (in der Literatur bis zu 70 %) werden als ideopathisch bezeichnet, d. h. die genauen Ursachen sind nicht bekannt. In diesem Zusammenhang werden organische und psychische Faktoren sowie ungünstige Lebensgewohnheiten als mögliche (Teil-)Ursachen diskutiert.

Umweltmedizinische Zusammenhänge

Heute geht man davon aus, dass viele Zyklusstörungen durch ein gestörtes Immunsystem verursacht werden. Dabei diskutiert man Mechanismen, bei denen es zu Immunreaktionen gegen nicht krankheitserregende (= pathogene) Faktoren mit schädlichen Rückwirkungen kommen kann.

Bei Patientinnen mit einem gestörten Zyklus ist überdurchschnittlich oft die Wechselbeziehung zwischen der Umwelt und dem inneren Körpermilieu gestört. Dadurch fehlt die natürliche Balance zwischen Immunsystem, endokrinem System und zentralem Nervensystem.

Häufig spielen auch Stressoren bei Zyklusstörungen eine wichtige Rolle. Besonders bedeutsam scheinen dabei seelische Belastungen wie Spannungen in der Partnerschaft, übermäßiger Kinderwunsch, beruflicher Stress, Konflikte zwischen Beruf und Privatleben, Rivalitäten mit männlichen Kollegen und andere endokrin wirksame Faktoren zu sein. Stressoren erzeugen einen ungesunden, das Immunsystem beeinträchtigenden Dauerstress. Kommen zu diesen seelisch-psychischen Stressoren dann noch Umweltschadstoffe hinzu, so kann sich die Wirkung potenzieren.

Umweltgifte stören den Zyklus

In der heutigen Zeit sind wir alle dem Einfluss von Schadstoffen ausgesetzt. Eine Reihe von Studien belegt, dass Alkoholkonsum, Drogen,

> **INFO**
> Etwa jede dritte Frau ist davon betroffen.

Angewandte Hildegard-Medizin

Rauchen und Koffeingenuss sowie Schwermetalle, Pestizide, Lösungsmittel, Holzschutzmittel, Strahlung und andere Umweltgifte den Zyklus erheblich beeinträchtigen können.

Speziell zu erwähnen ist hier Quecksilber, das vor allem auch in Amalgamfüllungen enthalten ist. Quecksilber stört den Zyklus empfindlich. Selbst bei gering erhöhten Quecksilber-Serum-Konzentrationen kann es bereits zur Störung hormoneller Regelkreise kommen. Besonders betroffen hiervon sind Zahnarzt-Helferinnen. Sie haben oft keinen normalen Zyklus. Aber Quecksilber schädigt vor allem auch das Immunsystem.

Entgiftungstherapien

In meiner Praxis erfolgen bei Zyklusstörungen zunächst immer eine umweltmedizinische Anamnese, eine gezielte Schadstoffanalyse sowie gegebenenfalls eine gezielte Entgiftungstherapie. Oft kann das Hormonsystem auf diese Weise stabilisiert werden. Hierfür stehen eine Reihe klassischer Entgiftungsverfahren zur Verfügung wie Kräuterrezepturen, Schröpfen, physikalische Therapien, Aderlass (nach Hildegard, Kneipp, TCM, Ayurveda-Medizin etc.) oder Entgiftungsakupunktur. Ein sehr effektives modernes Entgiftungsverfahren bei Zyklusstörungen ist die Chelat-Therapie.

Unabhängig von der gewählten Therapieform spielt immer die Prophylaxe eine wesentliche Rolle. Die Exposition gegenüber den Schadstoffen am Arbeitsplatz, im Wohn- und Freizeitbereich ist unbedingt zu vermeiden.

Die Immunabwehr stärken

Werden Zyklusstörungen durch Stress, Ärger, Konflikte, Zeitdruck und daraus resultierende hormonelle Blockaden (mit)verursacht, muss die Immunabwehr gestärkt werden.

Eine starke Abwehr ist kein Zustand, sondern ein Prozess. Sie ist Grundvoraussetzung für eine langanhaltende Stabilisierung seelischer und geistiger Prozesse, welche wiederum für einen stabilen Zyklus nötig ist.

Zur Behandlung von Zyklusstörungen führe ich bei meinen Patientinnen daher auch die unterschiedlichsten Immun-Therapien zum Teil

INFO

Große Bedeutung kommt neben der Entgiftung bzw. Sanierung der Herde auch der „Entgiftung der Seele" zu.

mit sehr großem Erfolg durch. Die „große Ozon-Eigenblut-Therapie gehört dabei zu den effektivsten Immun-Therapien.

Traditionelle Aspekte der Hildegard-Heilkunde

Auch bei Hildegard werden Zyklusstörungen erwähnt. Hildegard hatte diese Zusammenhänge schon erkannt. Sie spricht von einer fal-
schen Zusammensetzung der Säfte durch Umweltgifte (= verderbliche Übel).

Nach Hildegard:

*„... kommt es bei Frauen, bei denen die Säfte durch viele Krankheiten
allerlei verderblichem Übel überhand nehmen und ausfließen, zu Zyklusstörungen."* (C.C.Sch. 174; C.C.K. 185,25-187,4)

*„... macht ein durch verderbliche Übel belasteter Zyklus das Haupt
der Frau krank, die Augen matt und den ganzen Leib schwach. (...) Ist
die Regel aber zur rechten Zeit und in rechter Menge eingetreten, dann
kann die Schwäche der Augen wieder zurückgehen."* (C.C.Sch. 101;
C.C.K. 103,34-37)

Hildegard-Therapie bei Zyklusstörungen

Für Hildegard stellt auch eine ausgewogene, maßvolle Ernährung die
Basis für den regelmäßigen Zyklus dar. Sie hat dafür mehrere Regeln
aufgestellt. So sind beispielsweise rohe, fette oder trockene Speisen zu
meiden, man soll nie unregelmäßig und hastig essen und nach dem
Abendessen sollte man einen Spaziergang machen.

Aus umweltmedizinischer Sicht sollten die heutigen Nahrungsmittel möglichst direkt vom ökologisch arbeitenden Erzeuger stammen,
im Idealfall nur aus kontrolliert biologischem Anbau. (Erkundigen Sie
sich nach Direktvermarktern in Ihrer Region.)

Erfahrungsgemäß kann es bis zu zwei Jahre dauern, um mithilfe einer ganzheitlichen, schadstoffarmen Ernährung bei gleichzeitiger
Entgiftungs- und Ausleitungstherapie einen Zyklus wieder so weit auf-
zubauen, dass beispielsweise eine Befruchtung möglich ist.

INFO

*Hildegard wäre heute
sicherlich eine große Verfechterin einer kontrolliert
biologisch-dynamischen
und schadstoffarmen
Vollwert-Ernährung.*

Aderlass

In meiner gynäkologischen Praxis hat sich bei Zyklusstörungen ein Verfahren bewährt, das schon seit Jahrhunderten eingesetzt wird: der Aderlass nach Hildegard. Hier kommt es neben einer sehr effektiven und wohltuenden allgemeinen Ausleitung und Entgiftung von Schadstoffen aus dem Körper zu einer sehr guten Regulation der Hormonproduktion.

Phytotherapie

Allgemein zyklusregulierend können die so genannten **Hirtswurz-Kräuter** sein. Dazu gehören:

Hirtentäschel (Kraut)

Bei Hildegard „Hirtswurz" oder „Hirzeswurz" (scharfe Wärme), 1-213: *„... hat eine scharfe Wärme, und sie ist auch feucht, und daher unterdrückt sie durch ihre Schärfe und durch die Kälte und durch ihre Feuchtigkeit die Übel, welche infolge unechter Wärme und von der Kälte und von der Feuchtigkeit mit der Lähmung entstehen."*

Hier muss keine echte Lähmung vorliegen. Hildegard beschreibt mehrfach, dass durch überwallende Säfte Schmerzen entstehen, durch die man wie gelähmt ist.

Frauenmantel

Bei Hildegard „Psaffum" bzw. „Paffum" = Abkürzung für „pallium femininum", heutige Nomenklatur: alchemilla vulg., 1-218: *„... hat gemäßigte Kräfte, ist nützlich, wächst in seiner schwachen Wärme. ... Wenn aber sein Saft Salben oder Tränken beigefügt wird, macht er diese nützlicher."* Handschrift Paris

Kamille (Blüten, Tinktur, Öl)

Bei Hildegard „de Sunnewirbel" (warm, feucht), lat. Senecio, Phys. 1-60. Kamille ist nach Hildegard auch gut *„... gegen Brustschmerzen, gegen heisere Stimme und für die Verdauung."*

Als „großer Sunnewirbel" wird in zeitgenössischen Schriften die Sonnenblume bezeichnet, als „kleiner Sunnewirbel" die Kamille. Sunnewirbel ist nicht die Wegwarte, was z.T. in Hildegard-Büchern steht.

Kamille hilft sehr gut bei Menstruationsstörungen aller Art. Sie wird wegen ihrer krampflösenden und entzündungshemmenden Wirkung auch bei Magenschleimhautentzündungen, Darmkrämpfen und -entzündungen sowie Blähungen eingesetzt.

Salbei (Blätter und Blüten)

Bei Hildegard „de selba" (warm, trocken), Physica 1-63: „... *nützlich gegen kranke Säfte, ... gegen Überfluss an Schleim, ... wenn übler Rauch im Magen Schmerzen bereitet und wenn jener etwas an Lähmung (durch die Schmerzen) leidet.*" (Siehe auch Anmerkung zur Hirtswurz.)

Salbei ist ein hervorragendes Kompositum. Er wirkt schweißhemmend, hilft gegen Wechseljahresbeschwerden und zum Zyklusausgleich.

Gemeiner Schneeball (Rinde)

Viburnum opulus. Bei Hildegard „Sysemera", Phys. 3-59: „... *Wenn die Sonne im Frühling gegen den Sommer aufsteigt und wenn sie sich zum Winter neigt, ist die Luft gärend wie Wein und gibt etwas Weißes von sich.*"

Die Beschreibung passt am ehesten auf den Schneeball. Im Übrigen nicht identisch mit Sysemera in 3-58 (= am ehesten Sysymbrium, die Wegrauke).

Bitte beachten

Fragen Sie Ihren Frauenarzt

Die folgenden Mittel können Sie, falls keine Gegenanzeigen bestehen und wenn nicht anders verordnet (am besten in Absprache mit dem Frauenarzt), gegen Zyklusstörungen anwenden.

Hirtswurz-Kräuter (S-Ü/99)

100 Gramm Kräutermischung bestehen aus:

Hirtentäschel	20 g
Frauenmantel	15 g
Kamille	15 g
Salbei	15 g
Schafgarbe	20 g
Gemeiner Schneeball, Rinde	15 g

Zubereitung: Rechnen Sie einen Esslöffel frische Hirtswurz-Kräuter auf 250 ml Wasser. Übergießen Sie die Kräutermischung mit kochendem Wasser und lassen alles 10 Minuten lang zugedeckt ziehen. Dann abseihen.

Anwendung: Trinken Sie bei Bedarf ein- bis dreimal täglich ein bis drei Tassen. Sie können den Tee ggf. mit etwas Honig süßen.

Hirtswurz-Elixier (S-Ü/99)

Hirtentäschel (Hirtswurz)	20 g
Frauenmantel	15 g
Kamille	15 g
Salbei	15 g
Schafgarbe	20 g
Gemeiner Schneeball, Rinde	15 g
Honig	50 g
Weißwein	ad 500 ml

Zubereitung: Stellen Sie eine Kräutermischung her und kochen diese ab. Füllen Sie das Elixier (ca. 500 ml) dann am besten in ein dunkles Gefäß.

Anwendung: Trinken Sie bei Bedarf ein- bis dreimal täglich ein halbes bis ein ganzes Likörglas.

Hirtswurz-Tabletten (S-Ü/99)

Hirtentäschel (Hirtswurz)	20 g
Frauenmantel	15 g
Kamille	15 g
Salbei	15 g
Schafgarbe	20 g
Gemeiner Schneeball, Rinde	15 g

Zubereitung: Alles mischen, pulverisieren und Tabletten herstellen.

Anwendung: Nehmen Sie bei Bedarf ein- bis dreimal täglich ein bis drei Tabletten mit etwas Tee oder Wasser ein.

Gewürznelken (Knospen)

Gewürznelken finden sich in „Causae et Curae" als Universalmittel gegen Zyklusstörungen. In Physica 1-27, „de gariofiles" (sehr warm, haben gewisse Feuchtigkeit), sind sie auch gegen Schwindelgefühl, beginnende Wassersucht und Podagra erwähnt.

Bei meinen Patientinnen kann ich über sehr gute Erfolge bei folgenden Indikationen berichten: zur allgemeinen Regulation des Zyklus, bei Menstruationsbeschwerden, beim Prämenstruellen Syndrom und gegen Ödeme etc.

Weitere Phytotherapeutika

Wissenswertes

Sehr gut bewährt haben sich in meiner Praxis auch Mischtinkturen aus Gewürznelken, Frauenminze, Rainfarn und Lavendel.
Weitere Hildegard-Heilpflanzen, die sich bei Zyklusstörungen anbieten, sind: Anis, Bockshornklee, Brennnessel, Diptam, Liebstöckel, Mutterkraut, Petersilie, Pfefferkraut, Raute und Ysop. Anwendungen und Dosierungen sind nach Möglichkeit stets individuell festzulegen.

Mutterkraut

Bei folgenden Indikationen hat sich in meiner Praxis das Mutterkraut sehr bewährt: Menstruationsbeschwerden, Zyklusstörungen, Dysmenorrhö und Dyspareunie etc.

Petersilie

„de petroselino" (kräftig, hat mehr Wärme als Kälte), Physica 1–68.

Petersilie regt die Nierenfunktion an, kann Nierensteinen vorbeugen, mildert Fieber, lindert Schmerzen im Herzen, in der Milz und in der Seite. Sie enthält ein ätherisches Öl (Apiol) und das Glykosid Apiin. Eine Überdosierung kann u. U. Leber und Nieren schädigen.

Ringelblume (Blüten, frisches blühendes Kraut)

Hildegard hat genau erkannt, dass viele Vergiftungen mit hormonellen Störungen einhergehen können, welche sehr oft mit migräneartigen Kopfschmerzen und Verdauungsstörungen auftreten. Daher empfiehlt Hildegard in „Physica" (1-122) die Ringelblume nicht nur als Mittel gegen Zyklusstörungen, sondern vor allem auch gegen Vergiftungen und Kopfschmerzen und in „Causae et Curae" gegen Verdauungsstörungen.

Angewandte Hildegard-Medizin

Ich habe bei folgenden Indikationen hervorragende Erfolge damit erzielt: zur verbesserten und beschleunigten Wundheilung, zur Entgiftung und bei chronischen Adnexitiden etc.

Rainfarn (Kraut, Blätter, vor allem blühende Spitzen)

Bei Hildegard „Reynfarn" (warm, etwas feucht), Physica 1-111: „... *gut gegen verstopften Monatsfluss, gut gegen alle überfließenden und ausfließenden Säfte. ... Wer den Harn nicht lassen kann.*"

INFO

Gerade bei durch Gestagenmangel bedingten Symptomen bringt der Rainfarn schnell und sicher Linderung.

Der Rainfarn ist bei Hildegard ein ganz wichtiges Heilmittel. In den letzten Jahren ist er in meiner Frauenarzt-Praxis ebenfalls zu einem unverzichtbaren, unentbehrlichen und ganz hervorragenden Haupt-Therapeutikum bei chronisch therapieresistenten Zyklusstörungen geworden. Der Rainfarn wirkt krampflösend und gestagenähnlich.

Neben einer guten Regulationswirkung auf Zyklusstörungen können alle von Hildegard hervorgehobenen Indikationen bestätigt werden: Dysmenorrhö (schmerzhafte Periode), Endometriose, kolikartige Unterbauchbeschwerden, nervöser Magen, zur Diurese etc.

Lavendel

Hildegard setzt Lavendel (Physica 1-3) bei verschiedenen gynäkologischen Indikationen ein wie Mastitis, Mastopathie, Mastodynie und zur Verdauungsregulation.

In meiner Frauenarzt-Praxis hat sich die äußerliche Anwendung von Lavendeltinktur sehr bewährt: bei umweltbedingtem chronisch rezidivierendem Vaginalausfluss, insbesondere mit Pilzen (= Candida) sowie auch bei schlecht heilenden Wunden.

Schwache/ausbleibende Regel
(Hypomenorrhö, Amenorrhö)

Bei der Amenorrhö unterscheidet man die „primäre" von der „sekundären" Amenorrhö. Beide Formen können verschiedenste Ursachen haben, die zunächst beim Facharzt abgeklärt werden müssen.

Oft spielen seelische und psychische Faktoren eine Rolle. Meist liegt eine Störung der Hypophysenfunktion und/oder des Regelkreises zwischen Eierstöcken (= Ovarien), Hypophyse und Hypothalamus vor.

Seltenere Ursachen können sein: Missbildungen der Gebärmutter wie Verwachsungen nach einer Infektion, Veränderungen an den Eierstöcken wie eine Geschwulst oder Zyste der Eierstöcke (Stein-Leventhal-Syndrom), Entzündungen, sonstige endokrine Störungen, z. B. der Schilddrüse oder der Nebennieren, Mangelernährung, Übergewicht etc.

> **INFO**
>
> *Primär bedeutet, die Blutung ist überhaupt noch nie eingetreten, sekundär heißt, eine bereits vorhandene Menstruation verschwindet.*

Ursachen der Amenorrhö bei Hildegard

Hier eine Auswahl von dem, was Hildegard dazu schreibt:

„... bei Frauen, bei denen die Säfte durch viele Krankheiten mit allerlei verderblichem Übel überhand nehmen und ausfließen, ziehen sich die Gefäße, die das Blut führen, zusammen und die Monatsflüsse nehmen ab. (...) Es kommt auch daher, dass durch die Stürme in den Säften das Blut bald kalt ist, bald siedet und so in verkehrter Weise bald hierund bald dorthin fließt. (...) Daher bleiben die Gefäße, die bluten sollten, wegen ihrer Trockenheit geschlossen und bluten nicht." (C.C.Sch. 174; C.C.K. 185, 25-187, 4)

Amenorrhö bei Fettleibigkeit (= Adipositas)

Weiter schreibt Hildegard:

„... Andere Frauen gibt es, die haben schwaches und dickes Fleisch, das mehr wegen der schlechten Körperbeschaffenheit als aus Lebenskraft wächst. Bei ihnen werden die Gefäße durch das Fleisch überwuchert und zusammengedrückt, so dass sie kein Blut zur rechten Zeit ausfließen lassen können. (...) Dadurch verfettet dann auch die Gebärmutter

so übermäßig, dass die Gefäße, die zu ihr führen, fast verschlossen werden und das Monatsblut nicht zur rechten Zeit ausfließen kann." (C.C.Sch. 104; C.C.K. 107, 10-32)

Psychogene Zyklusstörungen

Auch psychisch bedingte Einflüsse hat Hildegard in diesem Zusammenhang beschrieben:

„... Eine weitere Ursache für das Verhalten des Monatsflusses kann die Trauer sein, da dadurch die Blutbäche oftmals eintrocknen, wie kalter Winter, Frost und Wind die Blätter und Zweige der Bäume vertrocknen lassen; und umgekehrt können sie durch Freude geöffnet werden, wie es am Baum im Sommer in der Sonne grünt und blüht." (C. C. Sch. 103/104; C.C.K. 107, 1-10)

Umweltschadstoffe als Ursachen

Bei Frauen, die tagtäglich mit Chemikalien zu tun haben, können Schadstoffe zum Ausbleiben der Regel führen. Beispielsweise Farben, Kleber und Kunststoffe, aber auch Büro- und Haushaltsgifte, Kosmetika und Nahrungsmittelgifte stören nicht nur das gesamte Hormonsystem, sondern schwächen auch die seelische und psychische Balance und vor allem das Immunsystem.

In fast jeder Wohnung und in den meisten Büros sind Teppichböden mit entsprechenden Klebern verlegt. Plastische Kunststoffe, angereichert mit Krebs erregenden (= kanzerogenen) Weichmachern und Schwermetallen wie Blei, Kadmium, Zink, Titan, müssen diesbezüglich als direkte und indirekte Störfaktoren endokriner und immunologischer Regelkreise angesehen werden.

Gezielte Entgiftungstherapie

Treten bei Frauen mit Hypomenorrhö bzw. mit Amenorrhö die oben genannten Symptome auf, müssen zunächst eine exakte Umwelt-Anamnese und eine gezielte Untersuchung erfolgen. Danach werden eine gezielte Schadstoffanalytik und -ausleitung durchgeführt. So besteht die Möglichkeit, die Amenorrhö zu beseitigen und das Endokrinium wieder zu stabilisieren.

INFO

Besonders gut bekannt sind inzwischen Zyklusstörungen durch weit verbreitete Klebstoff-Spezialmischungen aus Benzin, Toluol, Xylol, Methylchlorid, Essigester, Ketonen, Azeton und Alkoholen.

Schwache/ausbleibende Regel

In der umweltmedizinisch orientierten Frauenarztpraxis können in Zusammenarbeit mit entsprechenden toxikologischen Labors und Baubiologen Umweltschadstoffe als Ursachen der Amenorrhö gefunden, (durch baubiologische Sanierung) beseitigt und (durch Entgiftung) aus dem Körper entfernt werden.

Hinweis

Eine gezielte Entgiftungstherapie kann oft eine schadstoffbedingte Amenorrhö beseitigen.

Prophylaxe

In der umweltmedizinischen Praxis zeigt sich immer wieder, dass die wichtigste Maßnahme die Prophylaxe ist: Vermeiden der Exposition gegenüber den Schadstoffen am Arbeitsplatz, im Wohn- und Freizeitbereich.

Frauen, die in Industrie- und Handwerksbetrieben mit endokrin wirksamen Schadstoffen zu tun haben, müssen auf diese Zusammenhänge aufmerksam gemacht werden. Nach einer Umweltanamnese muss der Nachweis der mutmaßlich beteiligten Substanzen in Blut, Urin, Follikelflüssigkeit und anderen Körpersäften erfolgen. Im Anschluss an den Nachweis muss eine individuelle Ausleitung und Entgiftung erfolgen.

Neben einem umweltmedizinsichen Konzept sollte auch ein psychologisch orientiertes Konzept angewandt werden: Sehr oft hat die Amenorrhö auch seelische Ursachen. Ist das psychische Gleichgewicht gestört, sollte eine psychologisch orientierte Gesprächs- und Verhaltenstherapie stattfinden.

Bewährte Hildegard-Heilmittel

Eine Amenorrhö sollte immer erst vom Frauenarzt ursächlich abgeklärt werden. Die Hildegard-Rezepturen und -Verfahren sind bei jeder Patientin ganz individuell und nach Bedarf zusammenzustellen:

- Amenorrhö-Elixier (1 Esslöffel, dreimal täglich, jeweils eine Stunde vor den Mahlzeiten)
- Amenorrhö-Sitzbäder und/oder Umschläge, z. B. mit „Metra-" und „Wullena-" Rezepturen
- „Metra-" und „Wullena-"Rezepturen als Tee trinken (z. B. zwei Tassen pro Tag, als Aufguss, vorbeugend eine Woche vor der Periode bis zur Periode)

Angewandte Hildegard-Medizin

- Warmes Sitzbad mit „Metra-" und „Wullena-"Rezepturen (z. B. regelmäßig abends, etwa 37 Grad Celsius, jeweils zehn Minuten), anschließend kalt abduschen und im Bett nachruhen.
- Bei primärer oder sekundärer Amenorrhö kann, um den Zyklus in Gang zu bringen, immer auch individuell eine Kombinationstherapie aus Frauentropfen „Ö" und Frauentropfen „G" versucht werden.
- Ev. Wechselfußbäder

Wissenswertes

Hildegard-Heilpflanzen

Die folgenden Hildegard-Heilpflanzen können individuell als Komponenten von Komposita gegen Amenorrhö dienen: Anis, Diptam, Gewürznelken, Liebstöckel, Mutterkraut, Weiße Nieswurz, Osterluzei, Weißer Pfeffer, Preiselbeere, Raute, Rainfarn, Schafgarbe und Wollkraut.

Hildegard empfiehlt, täglich nach dem Frühstück oder nüchtern folgenden klaren Trank zu nehmen:

„... Preiselbeeren, ein Drittel so viel Schafgarbe, Raute dem dritten Teil der letzteren entsprechend, dazu Osterluzei so viel wie Preiselbeeren und Schafgarbe zusammen und recht viel Diptam (9 : 3 : 1 : 12) werden in einem Mörser zerstoßen, mit gutem Wein gekocht und durch ein Säckchen gegossen. Dazu gießt man in bestem Wein gekochte zerstoßene Gewürznelken, etwas weniger weißen Pfeffer, ebenfalls zerstoßen, und reichlich frischen, reinen Honig. Beides zusammen gibt einen Trank, der die verschlossenen Eingeweide der Frau öffnet und das verhärtete Monatsgerinsel auflöst." (C.C.Sch. 174/175; C.C.K. 186,16-36; Phys. I-111 Sp. 1174 C.)

Anmerkung: Osterluzei ist zur Zeit in Apotheken nicht offizinell.

Metra- und Wullena-Rezepturen

Die so genannten Metra- und Wullena-Rezepturen haben sich in meiner Facharztpraxis zum Teil bestens bewährt. Sie dienen zur ergänzenden Therapie der primären und sekundären Amenorrhö sowie zum Teil auch bei der Hypomenorrhö.

Vor der Anwendung sollten Sie auf jeden Fall mit dem Frauenarzt die Ursachen abklären. Er wählt dann ganz individuell die Therapie aus.

Metra-Elixier (S-Ü/94)

Gnadenkraut	9 g
Preiselbeere	9 g
Schafgarbe	3 g
Raute	1 g
Diptam	7 g
Gewürznelke	2,5 g
Ringelblume	2,5 g
Weißer Pfeffer	1 g
Honig	50 g

Zubereitung: Alle Kräuter in 500 ml gutem Wein abkochen.

Gnadenkraut (Kraut)

Bei Hildegard „Metra" (warm), auch Bezug zu lat. Meta möglich (meta = spitze Pyramide: wegen der spitzen pyramidenförmigen Blätter). Auch Matera = Mutter-Gnadenkraut, von lat. Mater = Mutter. Physica 1-116: „... *Ist warm und hat einen angenehmen Saft. Den schmerzenden Eingeweiden ist dieser wie eine angenehme Salbe."*

Das Gnadenkraut ist ein wichtiges Kompositum in der Gynäkologie: gegen Dysmenorrhö, gegen Schmerzen beim Verkehr, Schmerzen durch Endometriose etc.

Metra-Tabletten (S-Ü/94)

Gnadenkraut	20 g
Preiselbeere	20 g
Schafgarbe	7,5 g
Raute	2,5 g
Diptam	20 g
Gewürznelke	10 g
Ringelblume	8 g
Weißer Pfeffer	2 g

(Osterluzei 10 g, weglassen)

Zubereitung: Aus dem Mischpulver werden Tabletten gepresst.

Diese Tabletten sind ein weiteres Heilmittel aus „Causae et Curae"gegen das Ausbleiben der Menstruation.

TIPP

Dieses Elixier aus „Causae et Curae" können Sie gegen das Ausbleiben der Menstruation anwenden.

Angewandte Hildegard-Medizin

Wullena-Kräuter (S-Ü/94) (100 g)

Wollkraut	20 g
Rainfarn	15 g
Anis	15 g
Mutterkraut	15 g
Salbei (Blätter und Blüten)	15 g
Ringelblume (Blüten)	10 g
Echter Lavendel (Blüten)	10 g

Anwendung: Die Mischung aus Amenorrhö-Kräutern eignet sich gut für Sitzbäder oder Umschläge.

Amenorrhö-Elixier (S-Ü/91)

Die Herstellung des Amenorrhö-Elixiers erfolgt in drei Schritten:

1) Zehn Gramm Amenorrhö-**Kräutermischung 1:**

Preiselbeere	3 g
Schafgarbe	3 g
Raute	2 g
Diptam	2 g
Weißwein	ad 300 ml

Zubereitung: Alles im Mörser zerstoßen, guten Weißwein dazugeben, abkochen; ergibt ca. 300 ml Endvolumen.

2) Fünf Gramm Amenorrhö-**Kräutermischung 2:**

Gewürznelke	3 g
Weiße Pfefferkörner	2 g
Frischer reiner Honig	50 g
Weißwein	ad 500 ml

Zubereitung: wie Mischung 1, ergibt ca. 200 ml Endvolumen.

3) Beides gut mischen und in lichtgeschütztem Gefäß aufbewahren. Vor jeder Anwendung frisch aufschütteln.

Anwendung: Falls keine Gegenanzeigen bestehen, können Sie, wenn nicht anders verordnet, täglich dreimal 1 Esslöffel des Elixiers nüchtern vor den Mahlzeiten einnehmen.

INFO

Bei diesem Rezept spielt die Schafgarbe, die zu Hildegards wichtigsten Pflanzen gehört, eine ganz wesentliche Rolle.

Amenorrhö-Dampfbad

Bei einer Amenorrhö, die mit Schmerzen einhergeht, hat sich in der Praxis ein Rezept sehr bewährt, das ich nach den folgenden Angaben Hildegards zusammengestellt habe:

„... Ein Teil Rainfarn (bei C.C.K. steht hier Anesum-Anis), ein Teil Mutterkraut und etwas mehr als ein Teil Wollkraut werden in offenem fließenden Wasser, das von Sonne und Luft erwärmt ist, gekocht. Dann legt man Backsteine ins Feuer und stellt mit dem Wasser und den Kräutern ein Dampfbad her. Die Kräuter werden auf eine Fußbank gelegt, auf die sich die Frau dann setzt, auch lege man warme Kräuter auf die Geschlechtsteile bis zum Nabel hinauf. Bei Erkalten werden die Kräuter in dem Wasser immer wieder erwärmt. Bei dieser Behandlung werden Haut, Fleisch und Gebärmutter weich und die Gefäße öffnen sich.“
(C.C.Sch. 174/175; C.C.K. 185, 25-186, 14; Phys.I, 111 Sp. 1174 B-D)

Amenorrhö-Umschläge (S-Ü/92)

50 g Amenorrhö-Kräutermischung:

Rainfarn	10 g
Anis	10 g
Mutterkraut	10 g
Wollkraut	20 g

Zubereitung: Wenn möglich, alle Kräuter in frischem Quellwasser im Freien kochen, wenn die Sonne scheint. Falls dies nicht möglich ist, gutes Trinkwasser nehmen und auf dem Herd kochen. Erhitzen Sie die Kräuter im Wasserdampf (mithilfe eines Siebs oder Tuchs).

Anwendung: Danach legen Sie diese feucht und warm (direkt oder in dünne Leinenkompressen gewickelt) auf Oberschenkel und abwechselnd auf Bauch (kleines Becken) und Rücken (Kreuzgegend: Steißbein und Lendenwirbensäulen-Bereich) auf. Die Umschläge wendet man abends an, mindestens 30 Minuten lang.

Amenorrhö-Sauna-Umschläge (nach R. Schiller)

Mutterkraut	100 g
Wollkraut	100 g
Rainfarn	100 g

Zubereitung: Die Kräuter in ca. 5 Liter Waser aufkochen.

Angewandte Hildegard-Medizin

Anwendung: Man legt die Kräuter in der beheizten Sauna so heiß wie erträglich auf die Region zwischen Schambein und Nabel auf.

Hypomenorrhö-Kräutertee (S-Ü/91)

Aloe	5 g
Alantwurzel	10 g
Schafgarbe (Kraut)	30 g
Ringelblume (Blüten)	20 g
Gartenraute (Kraut)	30 g
Arnika (Blüten)	5 g

Zubereitung: Stellen Sie eine Kräutermischung her. Geben Sie einen Esslöffel der frisch getrockneten Kräuter in eine Tasse und übergießen diese mit ca. 250 ml kochendem Wasser. Lassen Sie alles 10 Minuten lang zugedeckt ziehen, dann abseihen.
Anwendung: Trinken Sie bei Bedarf 1 bis 3 Tassen Tee, ggf. mit etwas Honig gesüßt, ein- bis dreimal täglich.

Heilpflanzen für Komposita

Hier folgt eine kurze Beschreibung wichtiger Hildegard-Heilpflanzen, die individuell als Komponenten von Komposita gegen Amenorrhö und Hypomenorrhö dienen können.

Anis

INFO

Anis ist ein einjähriges Kraut, das vor allem im Orient und im Mittelmeerraum vorkommt. Man erntet die aromatischen Früchte.

Anis erscheint in „Causae et Curae" als Kompositum bei Verhaltung des Monatsflusses. Es wirkt entkrampfend und schleimlösend. Anis enthält ätherische Öle mit Anethol, Cumarin, Säuren und Cholin. Verbranntes Aniskraut soll auch gut sein gegen Geschlechtskrankheiten.

Indikationen sind unter anderem Amenorrhö, Hypomenorrhö, Oligomenorrhö und sexuell übertragbare Erkrankungen.

Diptam (Kraut, pulverisiert)

In „Causae et Curae" erwähnt Hildegard den Diptam vor allem als Kompositum zur Bekämpfung der Verhaltung des Monatsflusses.

Indikationen: Amenorrhö, Oligomenorrhö.

Schwache/ausbleibende Regel

Schafgarbe (Kraut)

In „Causae et Curae" schreibt Hildegard:

„Wer durch vieles Weinen trübsichtig geworden ist, nehme Schaf-garbe oder auch deren Wurzel. ... Ebenso soll ein Mensch, den jeden zweiten Tag das Fieber plagt, Schafgarbe nehmen, doppelt so viel En-gelsüß und beides in gutem Wein kochen. ... Man nehme sie bei Schlaf-losigkeit, Verhaltung des Monatsflusses und bei Blutfluss."

Heute ist die Schafgarbe auch schon wissenschaftlich gut untersucht. Indikationen sind Amenorrhö, Hypomenorrhö, Menometrorrhagien sowie Schmerzen jeder Art (bei Dysmenorrhö, akuter Adnexitis, Ge-bärmuttermyomen, Endometriose) und zur postoperativen Wund-heilung.

Schafgarbenpulver (zur inneren Anwendung)

Schafgarbenpulver 100 g

Anwendung: Falls keine Gegenanzeigen bestehen, kann man, wenn nicht anders verordnet (am besten nach Rücksprache mit dem Frau-enarzt), einige Tage lang zwei- bis dreimal täglich 1 Messerspitze in warmem Wasser trinken. Danach jeweils 1 Messerspitze in Likörglas warmem Wein einnehmen.

Wollblume (Blüten, frisches Kraut)

„De wullena" (warm, trocken, etwas kalt), Physica 1-123. Von der Ver-haltung des Monatsflusses gibt Hildegard in „Causae et Curae" für die Wollblume folgende Indikationen: Amenorrhö und allgemeine Men-struationsbeschwerden.

Die Wollblumen (Flores Verbasci, lat.: Verbascum) bilden einen Bestandteil der *Species pectoralis*. Ihre Schleim auswerfende (= expek-torierende) Wirkung beruht in der Hauptsache auf dem Gehalt an se-kretolytisch wirkenden Saponinen. Hieraus ergeben sich die auch in der Heilkunde seit langem bewährten klinischen Heilanzeigen bei Er-kältungskrankheiten, Katarrhe der Luftwege, Affektionen des Dar-mes und Rheuma.

INFO

Die Wollblumen ist wohl eher unter dem Namen Königskerze bekannt. Es sind zweijährige Gewächse.

Angewandte Hildegard-Medizin

Um 8 bis 9 Tage verfrühte Menstruation (Polymenorrhö)

Es gibt eine Reihe von Ursachen für eine verfrühte Menstruation (Polymenorrhö). Häufig ist die partielle Funktionsschwäche der Eierstöcke (= Ovarialinsuffizienz) einhergehend mit Gestagenmangel. Die zweite Zyklushälfte ist hierbei meist verkürzt. Gestagenotrope Rezepturen werden eingesetzt, um das Zyklusintervall zu verlängern.

Seltener tritt die verfrühte Ovulation auf. Hier gibt man östrogenotrope Rezepturen.

In meiner Facharztpraxis erfolgt zuerst immer eine genaue Laboruntersuchung, um festzustellen, wie die genaue hormonelle Konstellation ist.

Hildegard-Heilpflanzen für Komposita

Je nach Hormonstatus und Gesamtsituation können Komposita aus Urtinkturen von Hildegard-Heilpflanzen individuell zusammengestellt werden. Folgende Heilpflanzen haben sich hierfür durch ihre hormonregulierende Wirkung gut bewährt, sollten jedoch im Einzelfall individuell ausgetestet werden: Ringelblume, Salbei, Schwarze Johannisbeere, Süßholz, Brombeere, Himbeere, Beifuß und Arnika.

Salbei (Salvia officinalis)

TIPP

Ein Tee aus Salbeiblättern kann Entzündungen am Zahnfleisch, im Mund und Rachen heilen.

Salbei gehört zu den wichtigen – vor allem den Östrogen-Stoffwechsel harmonisierenden – Hildegard-Heilpflanzen. Bedeutende gynäkologische Anwendungsmöglichkeiten sind: Zyklusstörungen durch relativen oder absoluten Östrogenmangel, schmerzhafte Periode, periodenabhängige Migräne, chronische Unterbauchschmerzen, Stress- und Urge-(= Drang-)Inkontinenz.

In meiner Facharztpraxis setze ich Salbei seit Jahren u. a. ein, um den Zyklus zu harmonisieren, um Blutungen herbeizuführen und die Verdauung zu regulieren. Auch in der Kinderwunsch-Sprechstunde werden Komposita mit Salbei erfolgreich eingesetzt. Bekanntlich gilt

50

Um 8 bis 9 Tage verfrühte Menstruation

dieses altbewährte Mittel seit Jahrhunderten als empfängnis- und entbindungsfördernd.

Hauptindikationen sind daher die ungenügende oder schmerzende Menstruation und die umweltschadstoffbedingte Unfruchtbarkeit.

Salbei-Umschläge

Salbeiblätter   100 g

Zubereitung: Ganze Salbeiblätter (nicht zerkleinert oder pulverisiert), nach Hildegard sollen diese in frischem Quellwasser im Freien kochen, wenn die Sonne scheint. Falls dies nicht möglich ist, gutes Trinkwasser nehmen und auf dem Herd kochen. Die Salbeiblätter im Dampfbad erhitzen.

Anwendung: Salbeiblätter ganz feucht und warm – direkt oder in dünne Leinenkompressen gewickelt – auf Oberschenkel und abwechselnd auf Bauch (kleines Becken) und Rücken (Kreuzgegend: Steißbein und Lendenwirbelsäulen-Bereich) auflegen. Dies mache man abends. Einwirkzeit: mindestens 30 Minuten.

Aus meiner Praxis

Krankengeschichte: St. W., 17 Jahre, mit 12 Jahren erste Regelblutung (=Menarche). Vor etwa 2 1/2 Jahren trat bei ihr eine Polymenorrhö ein. In dieser Zeit hatte sie viel Stress und Kummer, ausgelöst durch die beginnende Lehre und den Tod der Mutter. Die Patientin ist übergewichtig (Kummerspeck) und leidet auch unter starkem Haarausfall. Wegen bekannter Leberfunktionsstörung kommt eine Hormontherapie (Pille) nicht in Frage.

Therapie: Nach gezielter Hormonanalyse (leichter Gestagenmangel, leichte Prolaktinerhöhung, erniedrigtes DHEA) erfolgt die Gabe von Hildegard-Frauentropfen „G" in Verbindung mit regelmäßigen Salbei-Umschlägen. Zusätzlich macht St. eine Verhaltenstherapie und nimmt unterstützend Hildegard-Nerven- und Stärkungstabletten ein. Darüber hinaus wird eine Akupunktur mit Schwerpunkten Immun-, Hormon- und Psychoregulation durchgeführt sowie zweimal der Aderlass nach Hildegard.

Verlauf: Nach etwa vier Monaten zeigt sich eine deutliche Besserung und Stabilisierung von Hormonsystem und Psyche; der Haarausfall ist beseitigt.

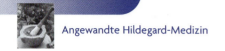
Angewandte Hildegard-Medizin

Verspätete Menstruation
(Oligomenorrhö)

Unter einer Oligomenorrhö versteht man Zyklen von mehr als 35 Tagen. In meiner umweltmedizinisch orientierten Facharztpraxis zeigt sich häufig, dass vor allem Umweltschadstoffe über eine Stimulation der Gestagenproduktion zu einer verzögerten Ovulation beitragen können. Falls zu viel Gestagen produziert wird, kann es auch zur Bildung von chronisch rezidivierenden Ovarialzysten kommen.

Hier kann zunächst eine östrogenotrope Therapie versucht werden, um die Gestagenproduktion zu hemmen. Dies wirkt jedoch nicht kausal. Im Falle einer verspäteten Ovulation kann man gestagenotrope Rezepturen versuchen (vom 15. bis 24. Zyklustag). Besser ist eine echte kausale Therapie unter umweltmedizinischen Gesichtspunkten.

Hildegard-Heilmittel

Bei schmerzhafter Verhaltung des Monatsflusses sorgen folgende Therapieansätze im Sinne von Hildegard für Linderung.

Wullena-Dampfbad

Liegt eine schmerzhafte Verhaltung des Monatsflusses vor, haben sich Wullena-(Wollkraut-)Dampfbäder bewährt. Die Mischung ist auch als Sauna-Aufguss sehr hilfreich. Die Rezeptur finden Sie unter Amenorrhö auf Seite 47.
Anwendung: Am besten baden Sie abends vor dem Schlafengehen ca. 10 Minuten lang darin.

Oligomenorrhö-Umschläge (S-Ü/90)

Rainfarn	10 g
Anis	10 g
Mutterkraut	10 g
Wollkraut	20 g

Zubereitung: Hildegard empfiehlt, die Kräuter in frischem Quellwasser im Freien zu kochen, wenn die Sonne scheint. Falls dies nicht möglich ist, gutes Trinkwasser auf dem Herd kochen und die Kräuter im Dampfbad erhitzen.

Anwendung: Legen Sie die Kräuter anschließend feucht und warm, direkt oder in dünne Leinenkompressen gewickelt, auf Oberschenkel und abwechselnd auf Bauch (kleines Becken) und Rücken (Kreuzgegend: Steißbein und Lendenwirbensäulen-Bereich) auf. Machen Sie dies abends. Einwirkzeit: mindestens 30 Minuten.

Aus meiner Praxis

Krankengeschichte: I. L., 29 Jahre hat viel beruflichen Stress. Sie leidet seit mehr als 3 Jahren unter Zyklusstörungen mit Oligomenorrhö. Sie wiegt 49 kg, ist blass, kälteempfindlich und hat chronisch kalte Gliedmaßen.

Diagnose: Die Laboranalyse ergibt chronischen Östrogenmangel, chronisch relativen Gestagenmangel und leichte Prolaktinerhöhung; zudem starken Testosteron-Überschuss und starken Mangel an DHEA (Anti-Stress-Hormon). LH- und FSH-Werte sind normal.

Therapie: Nach zweimaligem Aderlass, konsequenter Ernährungsumstellung (wärmende nährende Kost mit Dinkel-Basisdiät), regelmäßiger Sauna mit Wullena-Dampfbädern und Oligomenorrhö-Umschlägen stellt sich allmählich eine Normalisierung von Hormonwerten und Zyklus ein.

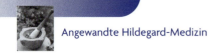
Angewandte Hildegard-Medizin

Zwischen-/Schmierblutungen
(Metrorrhagie)

INFO

Aus ganzheitlicher Sicht bietet die Menstruation dem Organismus eine Gelegenheit, sich von Schadstoffen zu befreien und zu entschlacken.

Bei jeder Zwischenblutung stellt sich zunächst die Frage nach den Ursachen. Eine fachärztliche Abklärung ist notwendig. In Abhängigkeit davon gibt es dann verschiedene Standardmaßnahmen. Dazu gehören Ausgleich von Blutverlust, Ausschabung mit therapeutischer oder diagnostischer Zielsetzung sowie Östrogen- und/oder Gestagengabe.

Nicht hinter jeder Zwischen- oder Schmierblutung steckt eine schwerwiegende, lebensbedrohliche Erkrankung. Meist ist es nur eine Reaktion des Organismus auf eine Verschiebung des natürlichen Gleichgewichtes.

Hildegard-Heilmittel

Eine Reihe höchst wirksamer Hildegard-Phytotherapeutika setze ich seit Jahren mit gutem Erfolg gegen Zwischen- und Schmierblutungen ein. Allerdings empfiehlt es sich unbedingt, vorher bösartige Tumoren oder andere gravierende Ursachen der Blutungen (Eileiterschwangerschaft etc.) fachärztlicherseits auszuschließen.

Wissenswertes

Heilpflanzen für Komposita
Bibernelle, Frauenminze, Gewürznelke, Pfingstrose, Zitrone, Zimt und Zypresse.

Bibernelle (kleine Blätter)
Bei Hildegard „de bibenella" (mehr kalt als warm), Physica 1-131. Die Bibernelle wirkt menstruationsfördernd und entzündungshemmend. Sie wird für Komposita bei Zwischenblutungen eingesetzt.

Frauenminze
Meine Erfahrungen haben gezeigt, dass die Frauenminze besonders effektiv bei schwermetallinduzierten Zwischenblutungen (z. B. Kupfer-Unverträglichkeit bei liegender Kupfer-Spirale) sein kann. Das

Phytotherapeutikum ist allerdings zunächst auszutesten und dann vorsichtig zu dosieren.

Zimt (Rinde und Blätter)

„De cynamomo", Physica, 1-20: „... *sehr warm, hat starke Kräfte, mäßig feucht. Bereitet gute Säfte. ... Macht die Leber querck und reinigt die Lunge ... wer in Leber und Lunge Schmerzen hat ... wenn die Leber infolge Traurigkeit krank ist.*"

Verwendet wird vor allem die Rinde. Das ätherische Öl von Rinde und Blättern wirkt anregend, antiseptisch, krampflösend und blutstillend.

Zypresse

Verwendet wird die ganze Pflanze. Die Zypresse wirkt als Adstringens und zieht die Blutgefäße zusammen. Sie ist krampflösend und kann gegen Schweißausbrüche eingesetzt werden.

Aus meiner Praxis

Krankengeschichte: A. N., 17 Jahre, 10. Klasse, kurz vor der mittleren Reife, hat seit dem 13. Lebensjahr unregelmäßigen und teilweise auch sehr schmerzhaften Zyklus mit Zwischen- und Schmierblutungen. Die Schülerin ist übergewichtig (75 kg) wie ihre Mutter und die beiden Schwestern und schwitzt leicht.
Diagnose: Die Labortests ergeben normale Östrogenwerte, relativen Gestagenmangel, normales Prolaktin und leicht erhöhtes Testosteron. LH und FSH sind normal.
Therapie: Die Patientin stellt ihre Ernährung um: Sie isst eher kühlende Kost, viele Ballaststoffe und deutlich mehr Vitamine. Über 12 Wochen lang verabreiche ich ihr Metrorrhagie-Elixier und Dysmenorrhö-Tee. Zudem erfolgen zwei Aderlässe und insgesamt 10 Akupunktur-Sitzungen.
Ergebnis: Die Hormonwerte normalisieren sich und nach einem Vierteljahr ist der Zyklus regelmäßig.

Angewandte Hildegard-Medizin

Metrorrhagie-Elixier (S-Ü/90)

10 Gramm Kräutermischung gegen Zwischen- und Zusatzblutungen:

Bibernelle	2,0 g
Frauenminze	0,5 g
Gewürznelke	2,0 g
Pfingstrose	1,0 g
Zimtrinde	0,5 g
Zypressenholz (Kambium)	4,0 g
Frischer reiner Honig	50,0 g
Weißwein	500 ml

Zubereitung: Im Mörser zerstoßen, guten Wein dazu und Abkochung herstellen. Ergibt ca. 500 ml Endvolumen. Alles gut mischen und in lichtgeschütztem Gefäß aufbewahren. Das Elixier vor jeder Anwendung frisch aufschütteln.

Anwendung: Falls keine Gegenanzeigen bestehen, können Sie, wenn nicht anders verordnet (am besten nach Rücksprache mit dem Frauenarzt), täglich drei Esslöffel nüchtern vor den Mahlzeiten einnehmen.

Verstärkte/verlängerte Regel
(Menometrorrhagie)

Von Menometrorrhagien spricht man, wenn die Monatsblutung zu stark und zu lange, kombiniert mit Schmier- und Zusatzblutungen, auftritt. Die Blutung ist nicht nur unregelmäßig, sondern dauert auch länger. Dabei gehen oft beträchtliche Blutmengen ab, teilweise auch richtige Blutklumpen. Es sind in solchen Fällen immer frauenärztlicher Rat und kompetente Abklärung der Ursachen dringend erforderlich.

Ursächlich kommen mechanische und/oder endokrine Faktoren in Frage. Mechanische Faktoren sind meist indirekt durch Umwelteinflüsse verursacht. Schadstoffe können beispielsweise Entzündungen der Gebärmutter oder der Eileiter bewirken, darüber hinaus auch Lageveränderungen der Gebärmutter oder Behinderungen der Kontraktion des Myometriums durch Myome, seltener durch bösartige Geschwülste oder durch sonstige Gebärmutter-Anomalien.

Hinweis

Bei sehr hohem Blutverlust kann es sogar zu einer gefährlichen Blutarmut (= Anämie) kommen.

Ursachen nach Hildegard

Den zu starken Monatsfluss führt Hildegard zurück:

".... auf eine verkehrte Erwärmung des Blutes und auf den nachteiligen Blutzufluss, der an den Schenkeln und am Nabel übermäßig vorhanden ist. (...) Die Gefäße sind nicht zusammengezogen und lassen dem Blut einen verkehrten Weg." (C.C.Sch. 175; C.C.K. 187,15-188,4)

Standard-Therapie

Falls die Menometrorrhagien mit Uterus-Myomen vergesellschaftet sind, kann man einen Therapieversuch mit so genannten GnRH-Analoga oder mit Gestagenen unternehmen. Auch mit hormonellen Antikonzeptiva, die einen hohen Gestagenanteil haben, kann man versuchen die Symptomatik zu bessern.

Darüber hinaus kann, insbesondere wenn die Menometrorrhagien mit Dysmenorrhö einhergehen, eine Phytotherapie mit krampflösenden und schmerzstillenden Pflanzen Hilfe bringen. Herkömmliche

INFO

Üblicherweise wird bei Menometrorrhagien zunächst eine hormonelle Therapie angewendet.

Angewandte Hildegard-Medizin

Schmerzmittel sollten wegen ihrer Nebenwirkungen nach Möglichkeit vermieden werden.

Stress, Ärger, Konflikte, Zeitdruck und daraus resultierende hormonelle Blockaden sind häufig (Mit-)Verursacher von Menometrorrhagien. Wichtig ist es deshalb, die Immunabwehr zu stärken. Sie stellt die Basis für eine lang anhaltende Stabilisierung seelischer und geistiger Prozesse dar, die wiederum für einen stabilen Zyklus ausschlaggebend sind. Zur Behandlung von Menometrorrhagien führe ich eine Vielzahl von Immuntherapien zum Teil mit sehr großem Erfolg durch.

Hildegard-Heilmittel

INFO

Sehr effektiv können Entspannungsübungen und Methoden aus dem Bereich der „unterstützenden Psychotherapie" sein.

Menometrorrhagien sollten immer zuerst vom Frauenarzt ursächlich abgeklärt werden. Schließt er bösartige Tumoren oder schwerwiegende Ursachen aus, kann eine Phytotherapie nach Hildegard, kombiniert mit anderen Maßnahmen, versucht werden.

Aderlass

In meiner Praxis hat sich bei chronischen Menometrorrhagien ein Verfahren bewährt, das schon seit Jahrhunderten bei schmerzhafter Menstruation (= Dysmenorrhö) eingesetzt wird: der Aderlass nach Hildegard von Bingen.

Hier kommt es neben einer sehr effektiven und wohltuenden allgemeinen Ausleitung und Entgiftung von Schadstoffen zu einer sehr guten Hemmung des Blutflusses. Die gleichzeitige Blutreinigung bringt den angenehmen Zusatzeffekt einer spürbaren Schmerzlinderung.

Besonders bewährt haben sich hier auch weitere Methoden, die den Blutfluss hemmen. Dazu gehören ableitende Maßnahmen wie Schröpfen und Baunscheidtieren, homöopathische Mittel, Energiezonenmassage usw.

Das Wichtigste ist nach Hildegard Schonung und Physikalische Therapie. Sie schreibt:

„... Bei zu starkem Monatsfluss muss sich die Frau vor zu viel Arbeit und vielem Umherlaufen hüten, das sie ermüdet, da das Blut dadurch zu sehr in Bewegung gerät." (C.C.Sch. 176; C.C.K. 187, 32-35; Phys.II, 2 Sp. 1211 D)

Verstärkte/verlängerte Regel

Kalte Umschläge

Hildegard schreibt: „... *Leidet eine Frau an zu starker und unregelmäßiger Menstruation, so mache sie wiederholt Umschläge mit kaltem Wasser auf die Oberschenkel. Dadurch wird der unrechte Blutzufluss zurückgehalten werden.*" (C.C.Sch. 751; C.C.K. 187,15-20; Phys. II, 2 Sp. 1211 C)

Sellerie-Umschläge

Nach Hildegard: „... *Ebenfalls kann man dagegen Umschläge auf Schenkel und Nabelgegend mit einer warmen Sellerieabkochung machen.*" (C.C.Sch. 175; C.C.K. 187, 20-25; Phys. I, 140 Sp. 1187 A)

„... *Ferner soll man die Gefäße von Schenkel, Bauch, Brust und Armen nach oben hin ausstreichen. Viel körperliche Arbeit und Bewegung sind zu vermeiden, da sonst das Blut zu sehr in Bewegung gerät.*" (C.C.Sch. 175/176; C.C.K. 187, 27-188, 4; Phys. I, 130 Sp. 1183 D)

Sellerie

„de apio" (warm, mehr von grüner als von trockener Natur), Phys. 1-69: „... *gekocht verschafft sie gute Säfte."*

Sellerie wirkt wassertreibend und dient als mildes Aphrodisiakum, hilft bei Impotenz und gegen allgemeine Schwäche. Sellerie gehört zu den Heilpflanzen, die als Komposita gegen zu starke Monatsblutung zugesetzt werden können.

> **TIPP**
>
> *Wirkstoff der Sellerie ist vor allem das aus Wurzel und Kraut gewonnene ätherische Öl.*

Oberkörperwaschungen

Reiben Sie dazu regelmäßig den Oberkörper mit einem nassen, kalten Lappen ein bis zwei Minuten in Richtung Herz ab. Das zieht das Blut aus dem Unterleib in den Oberkörper und vermindert so die Blutung.

Phytotherapie

Bei zu starkem Monatsfluss kommen je nach Ursache eine Reihe von Hildegard-Heilpflanzen in Frage. Sie haben sich bei vielen meiner Behandlungen für Komposita bei Menometrorrhagien bewährt.

Heilpflanzen für Komposita sind: Betonie, Dill, Sellerie, Flohkraut, Hauswurz, Sellerie, Tausendgüldenkraut, Wiesenklee und Zitwer.

Betonie (Kraut)

Nach Hildegard (Physica 1-128, warm) kann die Betonie bei zu starkem Monatsfluss und bei Wassersucht verwendet werden.

Klassische Indikationen sind: Menometrorrhagien, Hypermenorrhö und Blasen-/Nierenleiden.

Echter Dill

„de dille" (trocken, warm, gemäßigt), Phys. 1-67: „... *unterdrückt die Gicht.*" Hat blutstillende, blutungsunterdrückende Wirkung: *„... wem viel Blut aus der Nase fließt."*

Dill ist ein hervorragendes Kompositum bei Hildegard-Frauenrezepturen. Es senkt überschießende Östrogenproduktion und mindert die Libido.

Klassische Indikationen, bei denen sich Dill-Rezepturen in meiner Praxis bewährt haben, sind Menometrorrhagien, Uterusmyome, Endometriose etc. Dill wirkt über die Steigerung der Prolaktin-Produktion und hat laktationsfördernde Wirkung.

Flohkraut

Bei Hildegard „de psillio", Phys. 1-24 (von kalter Natur, hat in jener Kälte eine angenehme Mischung). Hildegard empfiehlt Flohkraut gegen Schmerzen in der Lende und vor allem auch gegen starke Blutungen.

In meiner Praxis bewährte Hauptindikationen sind: Menorrhagien, Metrorrhagien, Hypermenorrhö und als Hämostyptikum.

Übrigens ist hier ausdrücklich das Flohkraut (Herba) und nicht der Flohsamen (Semen) gemeint. Das Flohkraut dient Hildegard auch als eines der Hauptmittel gegen Gicht.

Tausendgüldenkraut (Blätter, Stängel, Blüten)

Bei Hildegard „de centaurea" (warm und trocken), Physica 1-12: „... *wenn ein Knochen gebrochen ist.*"

Das Tausendgüldenkraut ist eine wichtige Heilpflanze als Kompositum bei Menometrorrhagie-Elixier und -Tee.

Zitwer

In „Causae et Curae" sind folgende Indikationen für Zitwer angegeben: Menometrorrhagien, Hypermenorrhö, Uterusmyome, zur post-

Verstärkte/verlängerte Regel

operativen Wundheilung, nach abdominellen Eingriffen, bei kolik-artigen Schmerzen.

> **Fragen Sie Ihren Frauenarzt**
>
> Die folgenden Rezepturen können Sie, falls keine Gegenan-zeigen bestehen und falls nicht anders verordnet (am bes-ten nach Rücksprache mit dem Frauenarzt), anwenden.

Wissenswertes

Bei der Zubereitung von Medikamenten gegen die angegebenen Krankheiten erscheint Zitwer meist als Kompositum. An wirksamen Agenzien enthält vor allem die Wurzel ätherische Öle.

Menometrorrhagie-Elixier (S-Ü/91)

Betonienkraut	2,5 g
Flohkraut	2,5 g
Hauswurz	1,0 g
Tausendgüldenkraut	0,5 g
Wiesenklee	0,5 g
Zitwer	0,5 g
Dill	0,5 g
Honig	50,0 g
Weißwein	auf 500 ml

Zubereitung: Alle Heilkräuter mischen und mit Wein abkochen.
Anwendung: Nehmen Sie dreimal täglich einen Esslöffel des Elixiers nüchtern vor den Mahlzeiten ein. In akuten Fällen kann man alle zwei Stunden einen Esslöffel Menometrorrhagie-Elixier einnehmen. (Bitte vorher Rücksprache mit dem Frauenarzt halten!)

Menometrorrhagie-Tee (S-Ü/91)

Betonienkraut	2 g
Flohkraut	2 g
Tausendgüldenkraut	2 g
Hauswurz	2 g
Zitwer	2 g

Zubereitung: Bereiten Sie aus der Teemischung einen Kaltwasseraus-zug zu. Setzen Sie den Tee dazu abends an und lassen ihn über Nacht

Angewandte Hildegard-Medizin

stehen. Morgens dann abseihen und auf Trinktemperatur erwärmen.
Anwendung: Trinken Sie einige Wochen lang täglich ein bis zwei Tassen morgens vor dem Frühstück.

Hildegard-Tee gegen starke Regel

Sellerie	1 g
Betonienkraut	1 g
Hirtentäschel	1 g
Pfingstrose (Blüten und Wurzeln)	0,5 g
Gewürznelke (Knospen)	0,5 g
Zimt (Rinde und Blätter)	0,5 g
Zypressen (Rinde und Blätter)	0,5 g

Zubereitung: Übergießen Sie die Teemischung mit kochendem Wasser und lassen diese 10 bis 15 Minuten ziehen, dann abseihen.
Anwendung: Trinken Sie ein- bis dreimal täglich ein bis drei Tassen Tee.

Hildegard-Urtinktur gegen starke Regel, 100 ml

Verwenden sie hier von allen Heilkräutern nur die jeweiligen Urtinkturen.

Sellerie	20 ml
Betonienkraut	20 ml
Hirtentäschel	20 ml
Pfingstrose (Blüten und Wurzeln)	10 ml
Gewürznelke (Knospen)	10 ml
Zimt (Rinde und Blätter)	10 ml
Zypressen (Rinde und Blätter)	10 ml

Zubereitung: Mischen Sie alle Urtinkturen.
Anwendung: Nehmen Sie ein- bis dreimal täglich 10 bis 50 Tropfen mit Tee oder Wasser verdünnt ein.

Dill-Schafgarben-Umschläge (S-Ü/89)

Dill, pulverisiert	5 g
Schafgarbe, pulverisiert	10 g

Zubereitung: Geben Sie die pulverisierten Kräuter zur Kompresse und erhitzen Sie diese.

INFO

Die Umschläge helfen vor allem bei starken, langanhaltenden und schmerzhaften Menses, bei Endometriose-Schmerzen oder Schmerzen in Verbindung mit Uterusmyomen.

Anwendung: Legen Sie die dünnen Kompressen äußerlich möglichst heiß zwischen Schambein und Nabel und im Lendenwirbelsäulen-Bereich bis zum Steißbein auf.

Diät-Vorschriften nach Hildegard

Hildegard gibt für die Frau, die an starker Menses leidet, die entsprechende Diätvorschrift:

„... Sie soll keine schwer verdaulichen oder bitteren Speisen essen, damit sie keine verkehrte Verdauung bekommt, sondern nur weich und leicht verdauliche. (...) Trinken soll sie Wein und Bier, die sie stärken, damit sie das Blut zurückhalten kann." (C.C.Sch. 176; C.C.K. 187, 34-188, 4; Phys. II, 2 Sp. 1211 D)

Zur unterstützenden Wirkung der Menometrorrhagie-Heilpflanzen bringt sie an anderer Stelle noch eine ähnliche Diätvorschrift:

„... Die Frau darf bei starker Menstruation nur leichte Speisen essen und Wein trinken, da Rindfleisch und andere schwere Speisen verstopfen. Brunnenwasser oder Quellwasser ist nur erlaubt, nachdem es abgekocht und erkaltet ist, da es dadurch weich wird." (C.C.Sch. 175; C.C.K. 187, 4-14; Phys. I, 111 Sp. 1174 D)

Menometrorrhagie-Ernährung

Gerade bei umweltschadstoffbedingten Menometrorrhagien ist das Gleichgewicht der lebenswichtigen Mineralstoffe und Spurenelemente für einen langfristigen Therapieerfolg unumgänglich.

Dazu gehört eine ausgeglichene Bilanz im Kalzium-, Magnesium-, Vitamin- und Eiweißstoffwechsel. Diese kann man durch eine gezielte Menometrorrhagie-Ernährung erreichen.

Bei Menometrorrhagien ist nach Möglichkeit die gesamte Ernährung schadstoffarm zu gestalten. Vor allem in der Woche vor der Menstruation sollte tierisches Eiweiß, insbesondere Schweinefleisch, strikt vermieden werden. Eier, Milchprodukte, Fleisch und Fisch sind wesentlich schwerer verdaulich und deutlich reicher an Giftstoffen als pflanzliche Eiweiße wie Gemüse, Getreide, Soja, andere Keimlinge oder getrocknete Früchte.

TIPP

Legen Sie einen Fastentag vor oder am 1. Tag der Menstruation ein. Das kann die Entschlackung fördern.

Aus meiner Praxis

Krankengeschichte: K. B., 33, Journalistin, leidet seit vielen Jahren unter chronisch therapieresistenten Menometrorrhagien. Gegen ihre Periodenschmerzen nimmt sie seit Jahren Schmerzmittel wie Aspirin, Buscopan, Urem forte etc. Sie hat auch verschiedenste „Pillen" durchprobiert, weniger zur Antikonzeption als vielmehr zur Beseitigung der Symptome. Seit 3 Jahren hat sie nun eine Kupferspirale.

Diagnose: Bei der gynäkologischen Untersuchung einschließlich Ultraschall ergibt sich eine chronische Entzündung im Bereich beider Eierstöcke sowie hinter der Gebärmutter. Es besteht beiderseits der Verdacht auf ausgedehntere Verwachsungen, eine Eierstockszyste links sowie der Verdacht auf Endometriose.

Der Labortest ergibt Östrogene erhöht, Gestagene vermindert, Prolaktin normal, Testosteron erhöht und DHEA stark vermindert. Die LH- und FSH-Werte sind normal.

Eine umweltmedizinische Anamnese lässt eine Umweltschadstoff-Belastung vermuten. Dies bestätigt danach die gezielte Laboranalyse: Holzschutzmittel PCP, HCB, Formaldehyd und Schwermetalle wie Quecksilber und insbesondere Kupfer (Spirale!) werden gefunden.

Therapie: Die Spirale wird entfernt und die Patientin lässt ihre Amalgamfüllungen entfernen, die Auslöser für die Quecksilberbelastung sind. Über insgesamt drei Monate erfolgt eine sanfte Ausleitung und Entgiftung mit Hildegard-Leber-, Nieren-, Lymph- und Nerventabletten. Begleitend werden regelmäßiger Aderlass und Schröpfen nach Hildegard von Bingen durchgeführt. Parallel erfolgt noch eine Hormon-Regulationsakupunktur. Zur Zyklusnormalisierung werden der Patientin ein halbes Jahr lang Wundkräuter-Tee, Frauentropfen „G" und Menometrorrhagie-Elixier verabreicht.

Behandlungsverlauf: Die Entgiftungs-, Ausleitungs- und Zyklusnormalisierungstherapie zeigt Erfolg. Bereits nach gut 3 Monaten sind die Laborwerte normal und die Symptome haben sich deutlich gebessert. Nach einem halben Jahr ist der Zyklus stabil und beschwerdefrei. Die Entgiftung von den Schadstoffen hat zu einer sehr guten Hemmung des Blutflusses geführt. Die gleichzeitige Blutreinigung brachte als angenehmen Zusatzeffekt eine spürbare Schmerzlinderung.

Rezidivierende Ovarialzysten und PCO-Syndrom

Millionen von Frauen haben „chronisch rezidivierende Ovarialzysten", das heißt „immer wieder auftretende Zysten an den Eierstöcken".

Viele lassen sich zunächst endokrinologisch, also mit künstlichen Hormonen, behandeln. Die meisten müssen sich aber dann operativen Eingriffen unterziehen. In jedem Fall ist eine fachärztliche Abklärung sinnvoll.

Ein Sonderfall solcher oft auftretender Eierstockzysten ist das **PCO-Syndrom**, das Syndrom der Polycystischen Ovarien. Diese immer häufigere Erkrankung, die nicht selten durch eine zunehmende Vergiftung des Körpers ausgelöst wird, kann mit unerfülltem Kinderwunsch, starken hormonellen Störungen und oftmals mit Übergewichtigkeit einhergehen. Bisher gibt es eine Reihe von Hypothesen, wie das PCO-Syndrom entsteht, aber noch keine exakte Erklärung.

> **INFO**
>
> Bereits Hildegard hat dieses Phänomen mehrmals beschrieben. Ihre Aufschriebe sind bei Hypomenorrhö und Amenorrhö nachzulesen.

Umweltmedizinische Aspekte bei Diagnostik und Therapie

Vor einer gezielten Therapie muss eine exakte endokrinologische und toxikologische Diagnostik durchgeführt werden.

Umweltfaktoren verursachen häufig chronisch rezidivierende Ovarialzysten. In meiner Facharztpraxis erfolgen deshalb in der Regel bei Ovarialzysten, insbesondere auch bei PCO-Syndromen, eine exakte umweltmedizinische Anamnese, eine gezielte Schadstoffanalyse und eventuell eine gezielte Entgiftungstherapie. Neben den klassischen Entgiftungstherapien beweist sich bei schadstoffbedingten Ovarialzysten (in Verbindung mit Zyklusstörungen) die Chelat-Therapie als sehr effektives modernes Entgiftungsverfahren. Oft kann so das Hormonsystem stabilisiert werden und die Ovarialzysten verschwinden.

Immun-Therapien

Ovarialzysten bilden sich jedoch meist auch aufgrund von Zyklusstörungen, die durch Stress, Ärger, Konflikte, Zeitdruck und daraus resultierende hormonelle Blockaden (mit)verursacht werden. In solchen Fällen muss man die Immunabwehr der Patientin stärken. eine starke Abwehr ist kein Zustand, sondern ein Prozess. Ich führe die unterschiedlichsten Immuntherapien zur ganzheitlichen Therapie von Ovarialzysten mit sehr großem Erfolg durch.

Unabhängig von der ausgewählten Therapieform spielt die Prophylaxe eine wesentliche Rolle. Das bedeutet, die künftige Exposition gegenüber den Schadstoffen ist auf jeden Fall zu vermeiden.

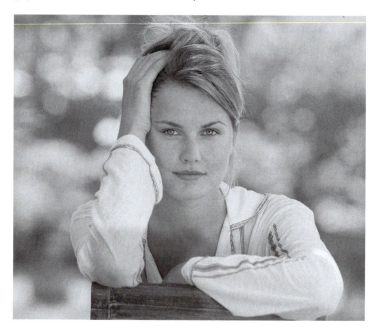

Ernährung nach Hildegard

Bei der Therapie endokriner Störungen durch Umweltschadstoffe kommt der Ernährung große Bedeutung zu. Zumal nicht auszuschließen ist, dass die unangebrachte Verwendung von Hormonen in der Lebensmittelindustrie eine Rolle spielt.

Der regelmäßige Verzehr von hormonbehandeltem Schweine-, Geflügel- und Kalbfleisch trägt sicherlich auch zu der heute immer häufiger beobachteten Überproduktion des Follikelhormons bei gynäkologischen Erkrankungen bei.

Rezidivierende Ovarialzysten und PCO-Syndrom

Entgiftungverfahren nach Hildegard

Gerade bei umweltbedingten Zyklusstörungen sind endokrin wirksame Pflanzen mit entgiftender und ausscheidungsfördernder Wirkung empfehlenswert.

Zur Wiederherstellung des Gesamtgleichgewichts und zur Entschlackung der Hauptausscheidungsorgane (Niere, Darm, Leber, Lunge und Haut) haben sich die klassischen Hildegard-Ausscheidungs- und Entgiftungsmittel sehr bewährt.

Dazu gehören vor allem das Heilfasten und der regelmäßige Aderlass nach Hildegard. Durch beide Verfahren kommt es zu einer sehr effektiven und wohltuenden allgemeinen Ausleitung und Entgiftung von Schadstoffen. Das ist bei vielen hormonellen Störungen, die umweltschadstoffbedingt sind, sehr hilfreich.

Heilpflanzen zur Entgiftung

Folgende Hildegard-Heilpflanzen können für Komposita zur Entgiftung angewendet werden:
Beifuß, Benediktenkraut, Bockshornklee, Brennnessel, Fenchel, Galgant, Gelber Enzian, Gundelrebe, Hirschzunge, Holunder, Kampfer, Kiefer, Knoblauch, Malve, Mandelbaum, Maulbeere, Meisterwurz, Mistel (Ugera), Nieswurz, Odermennig, Ölbaum, Pfefferkraut, Pfennigkraut, Quitte, Rettich, Ringelblume, Roggen, Storax und Zitrone.

Wissenswertes

Heilpflanzen mit Östrogenwirkung

Darüber hinaus bietet die Naturheilkunde Heilpflanzen, die durch ihre natürliche östrogenartige Wirkung östrogenartig wirkende Umweltschadstoffe von den Östrogenrezeptoren verdrängen können. Dadurch helfen sie das natürliche Hormongleichgewicht wiederherzustellen. Dies geschieht nicht selten, indem sie gleichzeitig die Nebennierenrinde stimulieren. Bewährt haben sich u. a. Hildegard-Komposita aus Ringelblume, Salbei, Kreuzkraut, Schwarzer Johannisbeere, Süßholz, Hopfenzapfen, Efeu, Himbeere, Brombeere, Beifuß oder Arnika.

Besonders effektiv können auch Komposita aus ätherischen Ölen wie Frauenminze, Hopfen, Petersilie, Quendel (= Sandthymian), Zitrone und Zypresse sein.

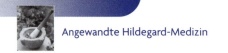

Angewandte Hildegard-Medizin

Heilpflanzen mit Gestagenwirkung

Gegebenenfalls verfügt Hildegard auch über Heilpflanzen, die gestagenähnlich wirken können. Diese sind dann indiziert, wenn Erkrankungen vorliegen, die mit einem Gestagenmangel einhergehen.

Zu den Heilpflanzen für gestagenotrope Komposita gehören unter anderem: Frauenmantel, Schwertlilie, Steinsamen, Rainfarn und Weinraute.

Die genannten Hildegard-Heilpflanzen sind zur Beseitigung von durch Minderdurchblutung bedingten Zyklusstörungen geeignet. Auch bei Zyklusstörungen, die mit Hypophysen- und Hypothalamus-Störungen einhergehen, wird mit diesen Pflanzen nicht selten eine Beruhigung des Zentralen Nervensystems und des Neurovegetativen Systems erreicht.

Spurenelemente

Zudem hat sich hier die Gabe von Spurenelementen wie Zink, Mangan, Lithium oder Magnesium sehr bewährt.

PCO-Umschläge (S-Ü/92)

Gegen Polycystische Ovarien können Sie diese Umschläge, falls keine Gegenanzeigen bestehen und wenn nicht anders verordnet (am besten nach Rücksprache mit dem Frauenarzt), äußerlich anwenden.

Frauenmantel, pulverisiert	20 g
Schwertlilie, pulv.	5 g
Mutterkraut, pulv.	15 g
Weinraute, pulv.	10 g

Zubereitung: Geben Sie die pulverisierten Kräuter zu dünnen Kompressen, die Sie erhitzen.
Anwendung: Legen Sie die frisch zubereiteten Umschläge so heiß wie möglich zwischen Schambein und Nabel und im Lendenwirbelsäulen-Bereich bis zum Steißbein auf.

Weinraute (Blätter, Öl, Raute)

Physica 1-64 (hat gemischte Wärme, aber doch mehr Wärme). Sie ist nach Hildegard „... stark an Kräften in der Feuchtigkeit, gut gegen die trockenen Bitterkeiten, die in jedem Menschen wachsen, wenn die richtigen Säfte fehlen."

Rezidivierende Ovarialzysten und PCO-Syndrom

Die Weinraute ist in der Frauenheilkunde ganz wichtig: Sie hat zyklus-harmonisierende Eigenschaften, fördert östrogenähnliche und gleichzeitig gestagenähnliche Mechanismen. Sie verhindert Blutungen, dient der Gewebeabdichtung, hilft gegen Venenentzündungen und fördert die Menstruation.

Sie gehört auch zu den Heilpflanzen, die sich in Komposita gegen Wechselbeschwerden bewährt haben.

Venensalbe

Bertram	0,8 g
Weinraute	0,8 g
Knoblauch	0,4 g
Muskat	0,8 g
Zimtrinde	0,8 g
Wermut	0,8 g
Gewürznelken	0,4 g
Pfaffenhütchen	0,4 g
Rosenöl	5 Tropfen
Neutrale Salbengrundlage	auf 50 g

Zubereitung: Mischen Sie die Heilkräuter mit der neutralen hypoallergenen Salbengrundlage.

Anwendung: Reiben Sie sich mit der Salbe mehrmals täglich die Unterschenkel ein. Die Salbe ist sehr gut für die Venen, bei Ödemen, Wassereinlagerungen, Venenschwäche und Bindegewebeschwäche.

Bertram (Saft)

Bei Hildegard „de bertram" (gemäßigt warm, etwas trocken), Physica 1-18: „... *bereitet gute Verdauung, ... mindert im Gesunden die Fäulnis, vermehrt Blut und Verstand.*"

Knoblauch

„de allio" (hat rechte Wärme, ist heilsamer als der Lauch), Physica 1-79: „... *soll mäßig gegessen werden.*"

INFO

Die 50 cm hohe krautige Pflanze mit den strahlenförmigen Blüten wächst vor allem im Mitelmeerraum.

Aus meiner Praxis

Krankengeschichte: S. T., 49 Jahre, Lehrerin, hat seit über 20 Jahren starkes Übergewicht. Sie wiegt über 90 kg. Der vorzeitige Wechsel setzte etwa ab dem 35. Lebensjahr ein. Die Frau schwitzt stark, neigt zu Bluthochdruck und -zucker und die Cholesterinwerte sind seit Jahren erhöht. Sie hat viel Stress, ist jedoch nur vermindert belastbar.

Diagnose: Bei der gynäkologischen Untersuchung einschließlich Farbdoppler-Ultraschall ergeben sich kaum durchblutete verkleinerte Eierstöcke sowie eine verkleinerte Gebärmutter. Die Vagina zeigt Östrogenmangel. Die Osteoporosemessung mit Ultraschall ergibt starke Osteoporose und die Bindegewebsmessung mit Ultraschall starke Bindegewebsschwäche.

Das Hormonlabor stellt fest, dass die Östrogene unter der Nachweisgrenze liegen. Gestagen ist deutlich vermindert, Prolaktin normal, Testosteron deutlich erhöht und DHEA mäßig vermindert. LH und FSH wiederum sind deutlich erhöht.

Anamnestisch ergibt sich ein Zustand nach Exposition (in einer belasteten Schule) gegenüber Pestiziden und Holzschutzmitteln. Die Schadstoffanalyse zeigt erhebliche Belastungen mit PCBs, Benzol, Xylol, Toluol, Formaldehyd, Blei und Quecksilber. Zudem hat die Patientin noch Amalgamfüllungen: Speichel- und DMPS-Tests ergeben eine starke Quecksilberbelastung.

Therapie: Die Patientin stellt ihre Ernährung komplett um auf eine kühlende entschlackende Diät, bewegt sich regelmäßig nach Plan und bekommt ein Konzept zur Stressreduzierung. Gleichzeitig lässt sie eine Amalgamsanierung vornehmen.

In Kombination mit einer gezielten fastenbegleitenden Entgiftung erfolgt eine Colon-Immun-Stimulationstherapie unter Zugabe von Paraffin- und Kohlemischungen sowie Selen-, Zink-, Enzym-, Antioxidantien- und Symbiontengabe. Zur genannten Ableitung und Entgiftung nimmt die Patientin über zwei Jahre lang Hildegard-Leber-, Nieren- Lymph- und Nerventabletten.

Um den Cholesterinspiegel zu senken, macht sie regelmäßig eine Kur mit rotem Reis (Monacolin-Kur) sowie eine Fastenkur mit Piccolinaten und Citrin.

Zudem verordne ich ihr zur Stärkung von Knochen- und Bindegewebe Biphosphonate, Calcium-, Vitamin-D-, Genistein- und DHEA-Präparate, kombiniert mit natürlicher Progesteron-Salbe. Zusätzlich wendet sie Hildegard-Frauentropfen „Ö" und Frauentropfen „G" an sowie die Hildegard-Hilarius-Salbe und die Schwefelsalbe. Besonders gut tut der Patientin nach eigenen Angaben die Hilarius-Salbe gegen Knochen- und Gelenkschmerzen. Außerdem ist die Wirkung des Hildegard-Blutwurz-Elixiers, einer stoffwechselausgleichenden Rezeptur, sehr effektiv. Im Laufe der weiteren Behandlung erhält die Patientin regelmäßig

Rezidivierende Ovarialzysten und PCO-Syndrom

Ozon-Eigenblut- sowie immun-, knochen- und bindegewebsstärkende Infusionen in Kombination mit regelmäßigem Aderlass und Schröpfen nach Hildegard von Bingen. Unterstützend erfolgt noch regelmäßig Akupunktur zur Entgiftung-, Immun- und Hormonregulation.

Verlauf: Die kombinierte Entgiftungs-, Ausleitungs- und Regulationstherapie bringt Erfolg. Die Patientin nimmt in einem Zeitraum von einem Jahr insgesamt 19 kg schonend ab und fühlt sich nun deutlich fitter. Neben dem Stoffwechsel normalisieren sich auch Blutdruck und -zucker. Das LDL-Cholesterin sinkt zugunsten des HDL-Cholesterins auf Normalbereich. Bereits nach einem halben Jahr liegen die Hormonwerte in einem vernünftigen Bereich.

Angewandte Hildegard-Medizin

Prämenstruelles Syndrom (PMS)

Vom so genannten PMS spricht man, wenn sich bereits einige Tage vor der Regelblutung Nervosität und Depressionen bemerkbar machen. Später folgen dann auch Bauchschmerzen, Unterleibskrämpfe, Kopfschmerzen oder Übelkeit bis hin zum Erbrechen.

Häufig fühlen sich die Frauen sehr abgeschlagen, leiden an Konzentrationsschwäche und Gereiztheit. Hinzu kommen immer wieder Schweißausbrüche.

Die vielfältigen unangenehmen Symptome scheinen zunächst nichts gemeinsam zu haben. Allerdings zeigt eine genaue Analyse, dass es sich überall um eine überempfindliche Reaktion auf Verschiebungen im Sexualhormonhaushalt handelt.

Viele neuere Publikationen deuten darauf hin, dass das PMS sehr häufig durch Umweltschadstoffe verursacht sein kann. Insbesondere durch solche, die die natürliche Gestagensynthese oder die Wirkung der Gestagene an deren Rezeptoren blockieren.

Standard-Therapie

Zu einem langfristigen Therapieerfolg gehört unbedingt das Entfernen entsprechender Umweltgifte aus dem Wohn-, Arbeits- und Freizeitbereich sowie entsprechender Herde im Körper (z. B. Amalgam).

INFO

Am wichtigsten ist die Prophylaxe. Das bedeutet, die ursächlichen Schadstoffe zu vermeiden.

Schulmedizinisch gibt es nur wenige therapeutische Möglichkeiten, um die zum Teil sehr fest gebundenen Schadstoffe zu eliminieren.

Von großer Bedeutung ist beim PMS auch die Stabilisierung des Zyklus durch Immunstimulation. Meist handelt es sich um einen chronischen Gestagenmangel, insbesondere in der zweiten Zyklushälfte, nicht selten als Folge von psychischem Stress (Ärger, Konflikte, Zeitdruck usw.).

Deshalb wirkt beim PMS oft eine Stärkung der Immunabwehr erfolgreich. Eine starke Abwehr ist kein Zustand, sondern ein Prozess. Sie ist Grundvoraussetzung für eine langanhaltende Stabilisierung seelischer und geistiger Prozesse, die wiederum für einen stabilen Zyklus nötig ist.

Prämenstruelles Syndrom

Neben der „großen Ozon-Eigenblut-Therapie", die zu den effektivsten Immuntherapien beim PMS gehört, setze ich in meiner Facharztpraxis ganz individuell auch eine Vielzahl anderer Immuntherapien sehr erfolgreich zur ganzheitlichen Therapie ein.

Hildegard-Heilmittel

Die Hildegard-Heilkunde verfügt ergänzend über eine Reihe brauchbarer Methoden. Bedeutsam ist dabei die Phytotherapie.

Ringelblumenblütentee

Ein klassisches Hildegard-Heilmittel gerade bei PMS und dadurch verursachter Migräne ist die Ringelblume.

Ringelblumenblüten   50 g

Zubereitung: Geben Sie ein bis zwei Teelöffel Ringelblumenblüten auf einen Viertelliter kochendes Wasser und lassen das Ganze zehn Minuten ziehen, dann abseihen. Den Tee noch heiß trinken.

Anwendung: Es empfiehlt sich, schon eine Woche vor der Regel Ringelblumentee zu trinken.

Efeu-Umschläge

Efeu   100 g

Zubereitung: Efeu in Wasser aufkochen lassen und durch ein Leinentuch oder Verbandmull abgießen.

Anwendung: Legen Sie die abgepressten Kräuter so heiß wie erträglich als Kompresse auf Oberschenkel, kleines Becken und Steißbein auf.

Efeu (Holz, Blätter)

„de ebich" (mehr kalt als warm), Physica 1-140.

Hildegard verwendet die Blätter des Efeus gegen verschiedenste Menstruationsbeschwerden: *„Für die Frau, die zu unrechter Zeit an der Monatsblutung leidet."*

Indikationen sind Prämenstruelles Syndrom, Dysmenorrhö, Algomenorrhö, Endometriose etc. In meiner Praxis hat sich die Anwendung mit Efeu-Umschlägen bei sehr hartnäckigem PMS gut bewährt.

Hauswurz

Bei Hildegard „de huswurtz" (kalt, fett), Physica 1-42. In „Causae et Curae" verwendet Hildegard die Hauswurz gegen Lähmung, Dysenterie und als Aphrodisiakum.

Hauptindikationen, die sich in meiner Praxis ergeben haben, sind periodenabhängige Schmerzen und Libidomangel.

Spitzwegerich

In „Physica" bringt Hildegard einige Hinweise über die Wirksamkeit des Wegerichs zur Wundheilung, aber auch bei Dysmenorrhö und beim PMS. Ich kann dies für meine Praxis nur bestätigen, in der sich Rezepturen mit Wegerich hervorragend zur Wundheilung, gegen Dysmenorrhö und beim Prämenstruellen Syndrom bewährt haben.

Zitwer

Bei Hildegard „de zituar", Physica 1-14: „... *ist mäßig warm, hat große Kraft. ... Wer viel Speichel und Schaum in sich hat ... gegen Zittern ... Kopfschmerzen und gegen Magenverstimmung.*"

Hildegard empfiehlt Zitwer bei verschiedenen Indikationen. Auch ich habe mit Zitwer bei Komposita beste Erfahrungen gemacht. Es ist ein Basis- und Hauptmittel in meiner frauenärztlichen Praxis geworden.

TIPP

Sie können stattdessen auch eine Teemischung zu jeweils gleichen Teilen aus Rosmarin, Zinnkraut, Hirtentäschel und Schafgarbe trinken.

Teemischung bei PMS-Beschwerden (S-Ü/91)

Johanniskraut
Frauenmantel
Mistel

Zubereitung: Mischen Sie die Kräuter jeweils zu gleichen Teilen. Setzen Sie einen Esslöffel der Mischung in einer Tasse kaltem Wasser an. Anschließend aufkochen lassen und abseihen.

Anwendung: Trinken Sie täglich ein bis drei Tassen. Dieser Tee hat sich auch bei schmerzhafter Menstruation gut bewährt.

Gestagenartige Heilpflanzen

Wie schon erwähnt, verfügt Hildegard über Heilpflanzen, die Gestagene imitieren können. Diese sind dann indiziert, wenn es sich bei den Auslösern des PMS um Umweltschadstoffe handelt, die gestagenartig wirken. Die Rezepturen werden nach entsprechender individueller Austestung mit sehr gutem Erfolg angewendet.

Sonstige Therapieansätze im Sinne von Hildegard

- Das Wichtigste ist die **Stabilisierung der Seele:** Gebet, autogenes Training, Yoga, Meditation etc.
- **Ausgedehnte Spaziergänge** (kurz vor und während der Periode)

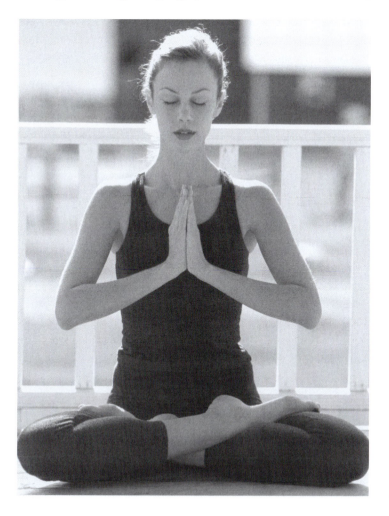

Seelisches Wohlbefinden und Entspannung durch Meditation

Angewandte Hildegard-Medizin

- **Physikalische Therapie:** Regelmäßige Gymnastik (Streck-, Dehn- und Entspannungsübungen); Atemgymnastik (flach auf den Rücken legen, Hände auf den Bauch halten, langsam und tief einatmen, Bauch herausdrücken. Luft kurz anhalten und dann langsam wieder hinausgleiten lassen). Diese Übung entspannt den gesamten Bauch- und Unterleibsbereich.
- **Regelmäßige Sitzbäder** (150 g Kamillenblüten auf fünf Liter kochendes Wasser geben und abgedeckt ca. fünf Minuten ziehen lassen, Absud in ein Bidet oder eine Schüssel gießen); Bäder mit Melissen- oder Kamillenblüten wirken entspannend und schmerzlindernd.
- **Ansteigendes Fußbad** (Füße in 36 Grad warmes Wasser tauchen und allmählich heißes Wasser dazugießen, bis 45 Grad. Dann noch fünf Minuten mit den Beinen in die Wanne, gut abtrocknen und ins Bett legen.)

Spezielle Ernährung

Nehmen Sie leichte Kost zu sich und trinken Sie keinen Alkohol. Denn er regt den Blutfluss zusätzlich an.

Nur mit wenig Salz würzen. Denn Salz speichert die Flüssigkeit im Gewebe und erhöht zusätzlich das Spannungsgefühl.

Magnesium wirkt krampflösend und entspannend. Zudem stabilisiert es körpereigene Hormone und das Nervensystem. Man kann Magnesium-Tabletten vor und während der Menstruation nach Gebrauchsanweisung einnehmen. Besser ist es allerdings, magnesiumreiche Nahrung wie Dinkel- oder Weizenkeime zu essen.

TIPP

Verwenden Sie statt Salz lieber viele frische Kräuter beim Kochen.

Schmerzhafte Regel
(Dysmenorrhö und Dyspareunie)

Unter Dysmenorrhö versteht man eine schmerzhafte Regelblutung. In den meisten Fällen wird Dysmenorrhö als Folge einer funktionellen Störung der weiblichen Hormone bezeichnet. Über die eigentlichen Ursachen dieser Beschwerden weiß man noch sehr wenig.

Nicht selten kommt es auch zur Dyspareunie, zu Schmerzen beim Geschlechtsverkehr. Hauptursache dafür ist eine Milieuveränderung, die eine Trockenheit der Scheide oder der Schamlippen bewirkt. Über ein Wundsein der Scheide stellt sich der Schmerz beim Verkehr ein. Auch Entzündungen der Eileiter oder der Eierstöcke, gefolgt von Entzündungen oder Verlagerungen der Gebärmutter, können dadurch mitverursacht sein.

Ursachen

Aus der modernen Psychoneuro-Endokrinologie sowie aus der psychosomatischen Gynäkologie (Stauber et al.) weiß man, dass solche hormonellen Störungen, wie sie im Zusammenhang mit der Dysmenorrhö auftreten, sehr oft durch psychische Ursachen ausgelöst oder verstärkt werden können. Diese reichen von Konflikten in der Partnerschaft über Probleme mit den Kindern und Ärger im Beruf bis hin zu anerzogenen Verhaltensweisen, die die Frau unbewusst schon als Kind von ihrer Mutter übernommen hat.

Hildegard schreibt dazu:

„... Bei Seiten- und Nierenschmerzen kann sich die Hirnschale, die sich zum Eintreten der Menstruation geöffnet hatte, nicht wieder rechtzeitig schließen, dann ist auch die Monatsblutung gestört oder sehr schmerzhaft.“

„... Daher muss die Frau zur Zeit der Regel sehr vorsichtig sein. Ein Arzneimittel darf in dieser Zeit auch nur mit Vorsicht angewendet werden.“ (C.C.Sch. 104; C.C.K. l08, 4-13)

Angewandte Hildegard-Medizin

Standard-Therapie

Üblicherweise wird bei Dysmenorrhö zunächst eine hormonelle Therapie versucht. Beispielsweise kann man mit hormonellen Antikonzeptiva versuchen, die Schmerzen zu vermindern. Darüber hinaus wird oft eine Reihe krampflösender und schmerzstillender Medikamente eingesetzt. Diese bringen allerdings in den meisten Fällen viele unerwünschte Nebenwirkungen mit sich, vor allem auf die Magenschleimhaut.

Weitere Möglichkeiten sind Entspannungsübungen und Methoden aus dem Bereich der „unterstützenden Psychotherapie".

Das Immunsystem stabilisieren

INFO

Zur ganzheitlichen Therapie gehört immer die gezielte und individuelle Anwendung einer Immuntherapie.

Sehr wichtig ist bei Dysmenorrhö die Stabilisierung des Zyklus durch Immunstimulation. Meist handelt es sich um einen chronischen Gestagenmangel, insbesondere in der zweiten Zyklushälfte. Dieser rührt, wie gesagt, nicht selten als Folge von psychisch-seelischem Stress (Ärger, Konflikte, Zeitdruck etc.). Deshalb hat sich bei der Dysmenorrhö oft eine Stärkung der Immunabwehr sehr gut bewährt. Eine starke Abwehr ist Grundvoraussetzung für eine langanhaltende Stabilisierung seelischer und geistiger Prozesse.

Die „große Ozon-Eigenblut-Therapie" gehört zu den effektivsten Immuntherapien bei Dysmenorrhö.

Hildegard-Therapie

Hinweis

Achten Sie bei Dysmenorrhö besonders auf eine schadstoffarme Ernährung.

Auch hier gilt, vor allem in der Woche vor der Menstruation sollten Sie auf tierisches Eiweiß, insbesondere Schweinefleisch, verzichten. Eier, Milchprodukte, Fleisch und Fisch sind wesentlich schwerer verdaulich und deutlich reicher an Giftstoffen als pflanzliche Eiweiße. Essen Sie daher Gemüse, Getreide, Soja, andere Keimlinge oder getrocknete Früchte. Ein Fastentag vor oder am 1. Tag der Menstruation kann die Entschlackung fördern.

Gerade bei umweltschadstoffbedingter Dysmenorrhö ist das Gleichgewicht der lebenswichtigen Mineralstoffe und Spurenelemente für einen langfristigen Therapieerfolg unumgänglich. Dazu gehört eine ausgeglichene Bilanz im Kalzium-, Magnesium-, Vitamin- und Ei-

weißstoffwechsel. Diese kann man durch eine gezielte „Dysmenor-
rhö-Ernährung erreichen.

Dinkel-Basisdiät

Dinkel ist nach Hildegard das beste Getreide. Sie schreibt über Dinkel
bereits in der „Physica". (Ausführliche Informationen hierzu finden
Sie bei den Grundsätzen der Ernährungstherapie.)

Dinkel bildet einen wesentlichen Bestandteil zur gesunden schadstoffarmen und ausgewogenen Ernährung. Er ist das Basis-Therapeutikum in der angewandten Umweltmedizin. Dinkel ist reich an Thiozyanaten, Kohlenhydraten, Vitaminen und Mineralien.

Aderlass

In meiner Facharztpraxis hat sich bei besonders therapieresistenten
Dysmenorrhö-Patientinnen ein Verfahren bewährt, das schon seit
Jahrhunderten bei diesen Beschwerden eingesetzt wird: Der Aderlass
nach Hildegard von Bingen. Hier kommt es neben einer äußerst effektiven und wohltuenden allgemeinen Ausleitung und Entgiftung von
Schadstoffen zu einer sehr guten Blutreinigung, die dann meist mit einer spürbaren Schmerzlinderung einhergeht.

Wärme tut gut

Eine Wärmflasche auf dem Bauch oder Rücken kann vielen Frauen Erleichterung bringen. Aus ganzheitlicher Sicht weniger empfehlenswert ist ein Heizkissen (Elektrosmog).

Erleichterung bringen oft auch Wickel mit erhitztem Meersalz, das
in einem Umschlag aus Mull oder dünnem Tuch auf die Kreuzbein-
region gelegt werden sollte.

Wissenswertes

Schmerzlindernde Wirkung

Die folgenden drei Teemischungen haben sich gut zur
Schmerzlinderung bei schmerzhafter Monatsblutung bewährt.
Anwendung: Nehmen Sie jeweils eine der Kräutermischun-
gen und trinken Sie dreimal täglich eine Tasse Tee.

Dysmenorrhö-Teemischung 1

Baldrianwurzel	20 g
Kamillenblüten	30 g
Pfefferminzblätter	20 g
Schafgarbe	30 g

Dysmenorrhö-Teemischung 2

Akelei (Kraut)	10 g
Fenchel	5 g
Frauenmantel (Kraut)	15 g
Pfingstrosen (Blüten)	2 g
Rhabarber (Wurzel)	5 g
Sarsaparille (Wurzel)	15 g
Schafgarbe (Kraut)	15 g

Dysmenorrhö-Teemischung 3

Baldrianwurzel	20 g
Hopfenzapfen	20 g
Schafgarbe	40 g

Baldrian

„de denemarcha" (warm und feucht), Physica 1-142.

Dysmenorrhö-Umschläge (S-Ü/90)

Rainfarn	10 g
Anis	10 g
Mutterkraut	10 g
Wollkraut	20 g

Anwendung: Erhitzen Sie die Kräuter im Dampfbad.

Zubereitung: Anschließend legen Sie die Kräuter feucht und warm, direkt oder in dünne Leinenkompressen gewickelt, auf Oberschenkel und abwechselnd auf Bauch (kleines Becken) und Rücken (Kreuzgegend: Steißbein und Lendenwirbensäulen-Bereich) auf. Machen Sie dies abends. Einwirkzeit: mindestens 30 Minuten.

Sexualstörungen

Mutterkraut-Trank

"... Bei Menstruationsstörungen mit Schmerzen bereite sich die Frau einen Trank aus dem Saft des Mutterkrautes mit Wasser, Speck oder Öl und Mehl gekocht. Dadurch wird die Regel hervorgerufen und die Reinigung von innerer Fäulnis wird milder und leichter sein." (Phys. I, 116 Sp. 1177 C)

Sexualstörungen

Für eine mittelalterliche Klosterfrau äußert sich Hildegard sehr offen, liberal und kompetent zu Erscheinungsformen und Ursachen wichtiger Sexualstörungen und gibt einige Heilkräuter an, die dagegen helfen können. Zu den bei Hildegard erwähnten Sexualstörungen gehören vor allem die übersteigerte Begierde (= Libido), die fehlende oder verminderte Begierde und die sexuelle Disharmonie zwischen den Partnern (= Dyspareunie).

Für Hildegard steht gerade bei den Sexualstörungen nicht das Körperliche, sondern das Seelische im Vordergrund. Auch und gerade bei Dyspareunie muss man nach Hildegard zunächst die Seele und dann den Körper behandeln. Nach Hildegard sind alle Sexualstörungen dadurch charakterisiert, dass Seele und Herz gekränkt sind.

> **INFO**
>
> Nach Hildegard entstehen die menschlichen Gedanken im Herzen. Auch die Seele des Menschen ist im Herzen, von wo aus sie die menschlichen Gedanken regelt. Diese Seele gehört eben zur Vollständigkeit des Menschen.

Heilkräuter bei zu starker Libido

Odermennig, Dill, Aschlauch, Gundelrebe, Bachminze, Kubebenpfeffer, Schwertlilie, Lungenkraut, Alraunwurzel, Myrrhe, Wegerich, Sardonix, Sperber, Wilder Lattich, Wolfswurz und Ysop.

Wissenswertes

Bei Hildegard wird die Libido als etwas ganz Natürliches beschrieben, das jeder Mensch, allerdings in einem ausgewogenen Verhältnis der Temperamente, braucht. Gegen krankhaft übersteigerte Libido empfiehlt Hildegard die vorgenannten Heilkräuter. Auch finden sich in „Physica" und „Causae et Curae" eine Reihe von entsprechenden Mitteln. Das folgende Rezept soll gegen übersteigerte Sinnenlust und übermäßige fleischliche Begier helfen.

Angewandte Hildegard-Medizin

Rezeptur gegen krankhaft übersteigerte Libido

„... Man nehme im Sommer Dill, doppelt so viel Bachminze, etwas mehr noch Lungenwurz und Wurzel der illyrischen Schwertlilie (bei C.C.K. kommt dazu noch Aschlauch, in der Menge wie Schwertlilie), schneide alles in Essig und esse davon öfters zu allen Mahlzeiten. Im Winter, wenn man die grünen Kräuter nicht haben kann, zerstoße man alles zu Pulver und esse es mit der Nahrung." (C.C.Sch. 181; C.C.K. 194, 8-23; Phys. I, 67 Sp. 1158 C-D)

Heilkräuter bei Mangel an Libido

Nach Hildegard kann eine zu schwach ausgeprägte Libido auch pathologisch sein. In „Physica" sind einige Rezepturen zur Steigerung der Begierde erwähnt:

„... Um bei jemandem Libido zu entfachen, muss man dessen Haut mit grüner Wolfesgelegena berühren. Wenn dann das Kraut vertrocknet, wird die Liebesglut bei dem Betreffenden so stark, dass er töricht wird." (Phys. I, 156 Sp. 1190 D-1191 A)

Auch folgende Heilkräuter können im Einzelfall gezielt und für Komposita gegen Libidomangel eingesetzt werden:

Arnika (Blüten)

Bei Hildegard „de wuntwurz" (mehr kalt als warm), Physica 1-44. Hildegard kennt Arnika primär als Mittel für Liebeszauber und als unterstützendes Mittel bei Wundheilungsstörungen etc.

Heute ist Arnika als Gefäßtonikum, Wundheilmittel, gegen Entzündungen, Blutergüsse, Quetschungen, Weichteil- und Gelenkentzündungen gut untersucht. Es ist eine wichtige Heilpflanze für Komposita zur Wundheilung und dient als Kompositum bei komplementären Antikrebs-Rezepturen (*„Wenn ein Mensch große und herausragende Geschwüre in sich hat."*)

Benediktenkraut

Benediktenkraut (Nelkenwurz, 1-163, „de benedicta") ist warm. Nach Hildegard: *„Wer es im Trank einnimmt, entbrennt in Liebe. Wenn es einem Menschen am ganzen Körper gebricht, wird er die Körperkräfte wiedererlangen".*

Hinweis

Experten zweifeln die Authentizität dieser Rezepturen an. Sie sollen aber der Vollständigkeit halber wiedergegeben werden.

In meiner Facharztpraxis wird das Benediktenkraut seit Jahren mit großem Erfolg zur allgemeinen Kräftigung und Steigerung der Abwehr eingesetzt. Tatsächlich gaben auch einige Patientinnen an, dass dadurch die Libido besser geworden sei. Wahrscheinlich ist dies jedoch ein Sekundäreffekt des primär durch die Entgiftung gebesserten Allgemeinbefindens.

Gelber Enzian

Physica 1-31: „de gentiana lutea" (ziemlich warm). Der Gelbe Enzian ist bei Hildegard ein Universalmittel, um die Psyche zu stabilisieren. Gerade bei psychosomatischen gynäkologischen und geburtshilflichen Leiden ist der Enzian bestens geeignet.

Es ergeben sich folgende Hauptindikationen: psychosomatische Frauenleiden, Reizmagen und Anorexia nervosa.

Espe

Bei schmerzbedingten Sexualstörungen, Dysmenorrhö, Endometriose und auch bei Uterusmyomen hat sich bei meinen Patientinnen sehr die Original-Hildegard-Rezeptur mit Espenrinde bewährt, die das schmerzlindernde Salicin enthält. Die Rinde empfiehlt Hildegard in „Physica" auch gegen Gicht, Magen-, Kopf-, Rücken- und vor allem Unterbauch-(Lenden-)schmerzen.

Indikationen sind schmerzhafte Periode und Schmerzen beim Geschlechtsverkehr.

Entzündliche Frauenkrankheiten

Jede zweite bis dritte Frau hat ein- bis zweimal pro Jahr eine mehr oder weniger starke Unterleibsentzündung. Sehr häufig geht diese Erkrankung dann mit einer Harnröhren- und/oder Harnblasen-Entzündung einher.

Dabei sind Umweltfaktoren, vor allem Schadstoffe in der Wohn-, Arbeits- und Freizeitumgebung, aber auch in der Nahrung, ursächlich stark beteiligt.

INFO

Das Benediktenkraut gehört mit zu den entgiftenden Heilpflanzen.

Angewandte Hildegard-Medizin

Fieber als Begleitsymptom

Nach Hildegard entstehen die verschiedenen Fieberarten im Menschen. Sie sagt Folgendes über fieberhafte Erkrankungen:

„... entweder aus Wärme, Kälte oder Feuchtigkeit heraus. (...) Sie können aber auch durch unmäßiges Essen und Trinken entstehen."

Fieber kann nach Hildegard auch Heilwirkung haben:

„... Fieber macht bisweilen gesund und zwar durch den Schweiß, der dabei ausgeschieden wird ... vorausgesetzt, dass die Grenzen dabei nicht überschritten werden." (O.T. 162, 17)

Jedoch ist das so genannte hitzige Fieber für niemanden gesund. Dass Fieber nicht mit verschiedenen Arzneien unterdrückt werden soll, ist wohl sicher auf galenischen Einfluss zurückzuführen.

Hinweis

Hildegard sieht Fieber nicht als selbstständige Krankheit, sondern lediglich als Begleitsyndrom.

Zystitis

Blasenentzündungen (= Zystitiden) werden durch verschiedene Bakterien, vor allem aber auch nach örtlicher Auskühlung und Durchnässung hervorgerufen. Auch Harnstauungen durch Verengungen in der Harnröhre können den Ausbruch der Erkrankung begünstigen.

Die häufigsten Symptome sind Brennen beim Wasserlassen, häufiger Harndrang und, allerdings nicht immer, Temperaturerhöhungen. Die Diagnose wird durch eine Harnuntersuchung gestellt. Der Urin ist dann meist trüb.

Bei einer stärkeren Blasenentzündung kommt es zu Fieber, Schüttelfrost, Kreuzschmerzen im befallenen Nierenlager sowie Schmerzen beim Wasserlassen. Öfter bestehen auch Verstopfung, Übelkeit und Erbrechen. Im Urin finden sich weiße Blutkörperchen und Bakterien.

Nicht selten kommt es auch nach Geschlechtsverkehr zu Harnwegsinfekten.

Die häufigsten Erreger sind Bakterien des Darmtrakts, vor allem Escherichia coli, seltener Proteus und Klebsiellen, ca. 5 % Pseudomonas und Staphylokokken.

Diagnose

Die Diagnose stellt man durch eine Untersuchung des Urins, bei der sich weiße Blutkörperchen (= Leukozyten) und Bakterien finden. Nitrit ist meist positiv. Es empfiehlt sich das Anlegen einer Urinkultur aus Mittelstrahlurin mit Antibiogramm. Ist eine massive Blasenentzündung nachgewiesen, sollte antibiotisch behandelt werden. Eine leichte Entzündung kann man naturheilkundlich behandeln.

Therapie

Eine akute oder chronische Blasenentzündung muss zuerst fachärztlich abgeklärt werden. Die übliche schulmedizinische Behandlung besteht in einer standardisierten und gezielten Antibiotikagabe.

Bei immer wiederkehrenden Blasenentzündungen sollte das Immunsystem gestärkt werden. In meiner Facharztpraxis haben sich neben der „großen Ozon-Eigenblut-Therapie" auch Antioxidantien-Infusionen, Enzymtherapien sowie die Colon-Immun-Stimulationstherapien bei solch entzündlichen Erkrankungen bestens bewährt. Zusätzlich helfen oft Symbioselenkung und Phytotherapie.

Eine langfristige Besserung ist allerdings nur durch die Beseitigung der eigentlichen Ursachen möglich, nämlich durch komplette Sanierung (= Entfernung der Schadstoffquellen) in der Wohn-, Arbeits- und Freizeitumgebung.

Hildegard-Therapieverfahren

Bei entzündlichen Frauenkrankheiten haben sich ebenfalls eine Reihe von Hildegard-Mitteln ergänzend bewährt:

- Rainfarn-Rauten-Elixier nach Hildegard
- Blasen-/Nieren-Salbe und Blasen-/Nieren-Tee nach Hildegard
- Warme **Apfel-Erde-Packungen** und Bettruhe (bei massiver Entzündung mit Schwäche): Legen Sie jede halbe Stunde eine Apfel-Erde-Packung auf die Blase auf. Dazu schlagen Sie Apfel-Erde in ein Handtuch ein und platzieren die Packung möglichst heiß auf die Blasengegend. Mit einem trockenen Zwischentuch abdecken und anschließend Bettdecke darüberziehen.

INFO

Als Antibiotika gibt man bei einer solchen Erkrankung am häufigsten Penicillin oder Cephalosporin, in selteneren Fällen Erythromycin oder Tetrazyklin.

TIPP

Die Ernährung mit Lebensmitteln, die Aufbaustoffe enthalten, kann bereits kurzfristig Besserung bringen.

Angewandte Hildegard-Medizin

- **Heublumenabkochungen** nach Hildegard als Sitzbäder (mit Raute, Betonie, Steinbrech, Thymian, Klette und Waldmeister). Anschließend Bettruhe, legen Sie zusätzlich eine Wärmflasche (kein Heizkissen) auf die Blasengegend.

Phytotherapie

Neben der bereits erwähnten notwendigen Milieusanierung können eine Reihe von Heilpflanzen eingesetzt werden. Diese wirken in der Regel entzündungshemmend, entschlackend und harntreibend und/oder auch beruhigend.

Falls keine Gegenanzeigen bestehen und wenn nicht anders verordnet, können Sie (am besten nach Rücksprache mit dem Frauenarzt) nachstehende Mittel anwenden.

Blasen-/Nieren-Tee (S-Ü/02)

Raute	5 g
Bärentraube (Blätter)	5 g
Preiselbeere (Blätter)	5 g
Erikakraut	5 g
Betonie	5 g
Ackerschachtelhalm	5 g

Zubereitung: Mischen Sie die Kräuter. Brühen Sie den Tee immer frisch auf und lassen Sie ihn gut ziehen.
Anwendung: Trinken Sie im Akutstadium alle 1 bis 2 Stunden ein bis drei Tassen.

Rainfarn-Rauten-Elixier (S-Ü/02)

Rainfarn	5 g
Raute	5 g
Bärentraube (Blätter)	5 g
Betonie	5 g
Ackerschachtelhalm	5 g
Frischer Honig	50 g
Weißwein	500 ml

> **TIPP**
>
> *Sie brauchen viel Flüssigkeit. Trinken Sie zusätzlich viel Wasser.*

Zubereitung: Kräuter mischen und Abkochung herstellen. Bewahren Sie das Elixier in einem dunklen Gefäß auf.
Anwendung: Nehmen Sie täglich drei Esslöffel ein, nüchtern vor den Mahlzeiten.

Blasen-/Nieren-Salbe (S-Ü/93)

Verwenden Sie bei dieser Rezeptur von allen Heilkräutern jeweils die Urtinkturen.

Weinraute	10 g
Betonie	10 g
Thymian	5 g
Bärlapp	5 g
Waldmeister	5 g
Wermut	5 ml
Hirschtalg oder neutrale hypoallergene Salbengrundlage	auf 20 g
Rosenöl	5 Tropfen

Zubereitung: Kräutermischung herstellen und Öl dazugeben.
Anwendung: Nur ergänzend zur Schulmedizin und nur unter fachärztlicher Aufsicht. Reiben Sie mit der Salbe mehrmals täglich, vor allem abends vor dem Schlafengehen, die betroffenen Stellen ein.

Entzündungen der Vulva und Vagina

Entzündungen im Bereich der Vulva und Vagina treten sehr häufig auf. Leichtere Entzündungen der Scheide (= Kolpitiden) können auch bei der gesunden, abwehrstarken Frau mehrmals jährlich vorkommen.

Solange die Frau gesund ist und über eine stabile Abwehr verfügt, stimmt auch das Milieu von Vulva und Vagina und der Organismus wird gut mit dieser leichten Entzündung fertig. Aus diesem Grund bemerkt eine gesunde Frau kaum etwas davon.

Angewandte Hildegard-Medizin

Ist allerdings der Organismus angegriffen – beispielsweise durch Umweltschadstoffe, schlechte einseitige Ernährung oder vor allem auch durch abwehrschwächende Medikamente (insbesondere Antibiotika, Antimykotika, Kortison-Präparate etc.) – kommt es zu immer wiederkehrenden Entzündungen im Bereich der Vulva und Vagina. Dann spricht man von einer chronisch rezidivierenden Vulvitis und/oder Kolpitis.

Ausfluss (Fluor vaginalis)

Ausfluss ist keine Krankheit, sondern ein Symptom. Als Fluor wird jede Form von Absonderung aus der Vagina – mit Ausnahme von Blutungen – bezeichnet.

Je nach Herkunft unterscheidet man Fluor der Vulva, der Vagina, der Zervix. Bei der Konsistenz unterscheidet man dicken, dünnflüssigen, schleimigen, krümeligen, schaumigen und zähe Fäden ziehenden Fluor. Zudem kommt Fluor in vielen Farben vor: glasklar, farblos, weißlich, gelblich eitrig, rötlich, braun, bräunlich und schwärzlich.

Fluor geht häufig einher mit einer Schwellung der Vaginalwände. Eitriger Fluor ist häufig weißlich, gelblich, gelegentlich auch blutig. Häufig begleitet mäßiger bis starker Juckreiz den Fluor.

INFO

Eines der häufigsten Frauenleiden ist der chronische Ausfluss. Millionen von Frauen leiden darunter. Aufgrund der steigenden Umweltbelastungen ist die Tendenz steigend.

Ursachen

Fluor entsteht oft durch vermehrte Absonderungen (= Transsudation) durch die Vulva- oder Scheidenhaut (vor allem in der Schwangerschaft), durch vermehrte Sekretion der Vulva oder der Zervixdrüsen, durch Entzündungen oder durch Zerfall von gutartigen oder bösartigen Neubildungen (z. B. Zervixpolypen oder Portiokarzinom).

Am häufigsten ist Fluor in Verbindung mit Entzündungen in der Vagina oder Vulva.

Krankheitserreger können sich nur vermehren, wenn das Milieu gestört ist. Daher muss die ganzheitliche Fluor-Therapie darauf abzielen, die eigentlichen Störungen des Milieus zu finden und zu beseitigen.

Fluor-Diagnostik und Therapie

Wie das breite Spektrum möglicher beteiligter Erreger zeigt, ist eine gute ursächliche Fluor-Therapie nur nach einer sorgfältigen fachärztlichen Diagnosestellung möglich. Diese erfordert viel Zeit und Erfahrung des behandelnden Arztes.

Spätestens wenn die Symptome beseitigt sind, sollte man die eigentlichen Ursachen angehen. Das ganzheitliche Behandlungskonzept umfasst neben der örtlichen Sanierung auch die ganzheitliche Abwehrsteigerung mittels Entgiftung und Ausleitung durch schulmedizinische und naturheilkundliche Verfahren. Hier gibt es allerdings keine festen Schemen.

Zur ganzheitlichen Therapie kann die Anwendung einer Immuntherapie ganz wesentlich beitragen. Äußerst erfolgreich wirkt die Ozon-Therapie bei Fluor und Vulvitis.

INFO

Chronischer Ausfluss ist immer ursächlich abzuklären. Eventuell muss der Partner mitbehandelt werden.

Begleitmaßnahmen und Vorbeugung

Um einen langfristigen Heilerfolg zu erzielen, sollten Sie einige begleitende Maßnahmen neben der eigentlichen Therapie berücksichtigen. Diese Verhaltensweisen gelten auch zur Prophylaxe.

- Vermeiden Sie häufige Scheidenspülungen.
- Vermeiden Sie Intimsprays oder scharfe Seifen. Diese bringen den pH-Wert der Scheide durcheinander und begünstigen dadurch indirekt Infektionen. Das Immunsystem der Vaginalschleimhaut wird geschwächt, indem der Säureschutzmantel zerstört wird.
- Benutzen Sie nur pH-neutrale milde Seifen.
- Tragen Sie keine Schlüpfer aus Synthetik, ziehen Sie Unterwäsche aus Baumwolle an. Vermeiden Sie enge Hosen.
- Legen Sie Wert auf peinliche Sauberkeit, verzichten Sie im Falle einer Entzündung auf Geschlechtsverkehr.
- Wechseln Sie nach dem Baden in Schwimmbädern sofort den Badeanzug. Waschen Sie diesen gut aus und lassen ihn gut trocknen. So sorgen Sie für eine Stabilisierung des Säureschutzmantels der Haut.
- Benutzen Sie von Zeit zu Zeit Tampons mit Magermilchjoghurt; Milchsäurebakterien bewirken schnell eine Neubesiedelung der Scheidenschleimhaut mit milchsäurebildenden Lactobazillen.

Angewandte Hildegard-Medizin

- Viel besser als die üblicherweise bei Vaginalspülungen eingesetzten chemischen Desinfektionsmittel sind „ganzheitliche Desinfektionsmittel". Denn sie können gleichzeitig zu einer natürlichen Befeuchtung und zur Entschlackung der Geschlechtsorgane und Harnwege dienen.
Es empfiehlt sich allerdings, diese nach Möglichkeit vorher auf Verträglichkeit zu testen.

Hildegard-Heilmittel bei Fluor und Vulvitis

Wie bereits erwähnt, ist ein akuter oder chronischer Ausfluss immer zuerst ursächlich fachärztlich abzuklären, eventuell muss der Partner mitbehandelt werden. Falls es sich um einen chronisch rezidivierenden idiopathischen Fluor (also einen immer wiederkehrenden Fluor mit unbekannter Ursache) handelt, der weder durch einen Tumor noch durch ganz bestimmte Erreger verursacht ist, können Hildegard-Mittel oft Hilfe schaffen.

Wissenswertes

Garwa-Kräuter

Bei Fluor und Zervizitis haben sich Anwendungen mit Garwa-Kräutern wie Schafgarbe, Ringelblume und Arnika gut bewährt.

Falls keine Gegenanzeigen vorliegen und wenn nicht anders verordnet, können Sie die folgenden Rezepturen anwenden (am besten nach Rücksprache mit dem Frauenarzt).

Garwa-Tropfen (S-Ü) (100 ml)

Schafgarben-Urtinktur (blühende Spitzen) 50 ml
Ringelblumen-Urtinktur (Blüten)   40 ml
Arnika-Urtinktur   10 ml
Anwendung: Sie können nach individueller Absprache mit Ihrem Frauenarzt ein- bis dreimal täglich 10 bis 30 Tropfen mit Wasser oder Tee verdünnt zu den Mahlzeiten einnehmen.

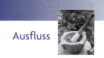
Ausfluss

Garwa-Kräuter (S-Ü/98)

100 Gramm Kräutermischung bestehen aus:
Schafgarbe (Blühende Spitzen)	50 g
Ringelblume (Blüten)	40 g
Arnika	10 g

Zubereitung: Stellen Sie die Kräutermischung her. Lassen Sie in die Sitzbadewanne ca. 10 Liter körperwarmes Wasser (nicht zu heiß) einlaufen und geben Sie 5 bis 10 Esslöffel Kräuter ins Wasser.
Anwendung: Am besten baden Sie abends vor dem Schlafengehen ca. 10 Minuten lang darin.

Garwa-Vaginalzäpfchen (S-Ü/98)

Urtinktur Schafgarbe	0,15 ml
Urtinktur Ringelblume	0,15 ml
Urtinktur Arnika	0,05 ml
Urtinktur Mönchspfeffer	0,15 ml
Vitamin E	0,1 g
Tonerde, grün	0,4 g
Olivenöl	2 Tropfen
Salbeiöl	2 Tropfen
Hartfett	auf 15 g

Anwendung: Die Dosierung erfolgt individuell. Nach Rücksprache mit Ihrem Frauenarzt können Sie ein- bis dreimal pro Woche abends vor dem Schlafengehen ein Zäpfchen einführen.

Fluor-Kräutermischung (S-Ü/90) für Umschläge

30 Gramm Fluor-Kräuter-Mischung setzen sich zusammen aus:
Birkenblätter	10 g
Meldekraut	5 g
Thymian	10 g
Ysopkraut	5 g

Zubereitung: Lassen Sie die möglichst frischen Fluor-Kräuter in Wasser aufkochen, anschließend durch ein Leinentuch abgießen.
Anwendung: Legen Sie die abgepressten Kräuter so heiß wie erträglich als Kompresse auf Oberschenkel, kleines Becken und Steißbein auf. Sie helfen gut bei chronischem Ausfluss.

TIPP

Mit dieser Kräutermischung können Sie auch Sitzbäder machen. Am besten 10 Minuten lang abends vor dem Schlafengehen.

Angewandte Hildegard-Medizin

Fluor-Elixier (S-Ü/92)

Birkenblätter, pulverisiert	2,5 g
Meldekraut, pulv.	1,25 g
Thymian, pulv.	2,5 g
Ysopkraut, pulv.	1,25 g
Frischer reiner Honig	50 g
Guter Weißwein	500 ml

Zubereitung: Mischen Sie die Kräuter und stellen mit Weißwein eine Abkochung her. Bewahren Sie das Elixier lichtgeschützt auf.
Anwendung: Bei chronischem Ausfluss können Sie dreimal täglich einen Esslöffel einnehmen.

Fluor-Öl (S-Ü/93)

Birkenblätter, pulverisiert	0,1 g
Meldekraut, pulv.	0,1 g
Thymian, pulv.	0,2 g
Ysopkraut, pulv.	0,1 g
Ringelblumen, pulv.	0,5 g
Olivenöl	100 g

Zubereitung: Mischen Sie die Kräuterpulver und geben diese zu Öl.
Anwendung: Reiben Sie bei chronischem Ausfluss Vulva und Vagina abends vor dem Schlafengehen dünn mit dem Öl ein. Falls allergische Reaktionen (Rötung, Juckreiz) auftreten, sofort absetzen.

Weitere Heilmittel

Falls keine Gegenanzeigen bestehen, können die folgenden Mittel (am besten nach Rücksprache mit dem Frauenarzt anwenden) bei Vulva- und Vaginal-Entzündungen als begleitende Maßnahmen hilfreich sein:

- Vaginalspülung mit Natriumbikarbonat. Geben Sie eine Messerspitze auf eine große Tasse Wasser. Spülung am Morgen durchführen.
- Knoblauch: Eine in Mull gewickelte Knoblauchzehe kann in Öl getaucht werden, um das Einführen zu erleichtern; morgens und abends anwenden.
- Milchsäure: Kur durchführen, Einnahme am Abend, 10 bis 15 Tage lang.

Feigwarzen (Kondylome)

Kondylome sind Feigwarzen, wobei man spitze und breite Kondylome unterscheidet. Sie kommen im Vulva- und Vaginalbereich einschließlich Portio Uteri vor. Man weiß, dass Kondylome besonders dann wachsen, wenn das ökologische Gleichgewicht im Organismus gestört ist. Nach meinen Erfahrungen sind Kondylome oft von einer Candida-Infektion im Gastrointestinaltrakt begleitet.

Wenn das Vulva- und Vaginalmilieu nicht optimal ist, können sich die Kondylome relativ rasch ausbreiten.

Standard-Therapie

Standard-Therapie ist eine thermisch-mechanische Zerstörung der Kondylome. Man kann die Kondylome verbrennen, vereisen oder ausschneiden. Als gängige Verfahren werden hierzu die so genannte Elektrokoagulation, Kryotherapie (Kälte-Chirurgie, wenn nötig in Vollnarkose) oder eine Operation angewendet.

Natürlich werden mit operativen Verfahren keine allzu großen Erfolge erzielt, da sie nicht ursächlich sind. Die Erfolgsquoten sind recht unterschiedlich und Rückfälle häufig.

Therapieansätze nach Hildegard

Auch hier ist es zunächst einmal wichtig, die Schadstoffe in Ernährung, Wohn-, Arbeits-, Freizeitumgebung herauszufinden und zu beseitigen, um eine langhaltige Besserung zu erzielen. Darüber hinaus bieten sich folgende alternative Behandlungsmethoden an:

- Urtinkturen aus Hildegard-Heilpflanzen wie Bilsenkraut, Giftlattich, Minze, Schierling oder Schöllkraut (Vorsicht, keine Selbsttherapie, sondern Anwendung nur unter fachärztlicher Aufsicht durchführen!)
- Als homöopathische Alternativen, die individuell auszutesten sind, haben sich bewährt: Bilsenkraut D 20, Giftlattich D 12, grüne Minze D 12, Schierling D 20 oder Schöllkraut D 12.

INFO

Bei immer wiederkehrenden Kondylomen ist eine Candida-Diagnostik bei Patientin und Partner notwendig.

Angewandte Hildegard-Medizin

- Podophyllin (Essenz von Entenfuß) in einer Benzol-Tinktur (zu 25 %): zweimal pro Woche 15-20 Minuten anwenden. Spülen Sie danach mit verdünnter Lösung von grüner Minze oder Ringelblume nach, sonst brennt es.

Aus meiner Praxis

Krankengeschichte: G. M., 44 Jahre, Geschäftsführerin eines bekannten Münchner Spezialitätenlokals. Zustand nach langjährigen Genital-Infekten und nach vielen Pilzinfektionen, Chlamydien-Infektionen, Herpes genitalis. Jetzt kommt Frau M. mit starkem und übel riechendem Fluor.

Diagnose: Die gynäkologische Untersuchung ergibt eine stark entzündete Scheide, Muttermund-Entzündung und Verdacht auf Kondylome. Bei der Tastuntersuchung werden starker Druckschmerz links und ein vergrößerter Eierstock festgestellt. Im Urin sind Leukozyten, Nitrit positiv. Das Nativ-Präparat (Mikroskop) von Scheide und Muttermund weist Bakterien auf, u. a. Streptokokken. Der Ultraschall zeigt eine starke Eierstockentzündung. Die spezielle Farbdoppler-Ultraschall-Untersuchung bestätigt den hoch entzündlichen Befund. Ein bösartiger Prozess ist unwahrscheinlich. Der PAP ergibt einen II W, das bedeutet eine Entzündung, aber keine bösartigen Tumorzellen.

Therapie: Zunächst erfolgt wegen der Eierstockentzündung eine Antibiotikabehandlung mit gleichzeitiger Symbioselenkung. Die Patientin hat einen festen Partner, der in die Behandlung mit einbezogen wird. Bei ihm ergeben sich ebenfalls Kondylome sowie eine Chlamydien- und Streptokokkeninfektion. Kondylome und bakterieller Infekt werden zunächst schulmedizinisch behandelt. Anschließend erhalten beide einmal pro Woche jeweils eine Ozon-Eigenblut-Therapie zur Immunstärkung. Zusätzlich werden Infusionen mit Antioxidantien angewendet. Die Patientin macht regelmäßige Vaginalspülungen mit Ozon-Wasser, trinkt Zervizitis-Tee und spült mit Zervizitis-Tinktur. Hinzu kommen eine Lebensumstellung und gesündere Ernährung nach Hildegard. Zudem erfolgen eine Entgiftungstherapie mit Hildegard-Mischungen (Leber-, Nieren-, Lymph-, Nervenmischungen) und regelmäßiger Aderlass. Beide gewöhnen sich mittels Akupunktur das Rauchen ab.

Behandlungsverlauf: Die Laboruntersuchungen (Immun-Profil) zeigen, dass sich bei beiden das Immunsystem deutlich bessert. Der nächste PAP ist ein PAP II, d. h. Normalbefund. Die bakteriologischen Abstriche bei beiden sind normal und der Ausfluss ist verschwunden.

Da beide sehr viel Stress haben und gesund bleiben wollen, wird auf ihren Wunsch hin die Immuntherapie fortgesetzt. Es erfolgen Hildegard-Immun-Mischungen oral, zusätzlich Ozon-Eigenblut-Infusionen plus Antioxidantien, zusätzlich Einnahme von DHEA, Alfa-Liponsäure und hoch dosiertem B-Vitamin-Komplex. Des Weiteren kommen sie regelmäßig zum Hildegard-Aderlass und zur Immun-Akupunktur.

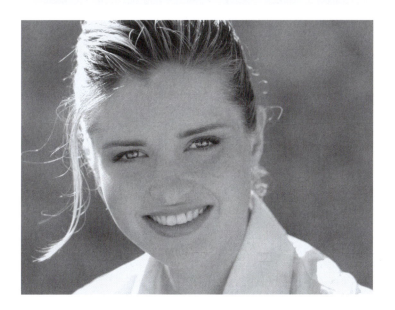

Chlamydien-Vulvitis und -Kolpitis

Chlamydien sind gramnegative, rund-ovale Bakterien, die dreimal so klein sind wie Streptokokken. Man kennt sie erst seit den 70er Jahren.

Nach amerikanischen Quellen scheinen besonders junge Frauen, die die Pille nehmen, anfälliger für Chlamydien zu sein.

Chlamydien sind weit verbreitet. Sie sind sehr oft bei chronischen therapieresistenten Vulvitiden und Kolpitiden beteiligt. Sie wachsen vor allem dann, wenn das ökologische Gleichgewicht im Organismus gestört ist.

Angewandte Hildegard-Medizin

INFO

Falls Schadstoffquellen (Ernährung, Wohn-, Arbeits-, Freizeitbereich) eine mögliche kausale Rolle spielen, sollten sie herausgefunden und beseitigt werden.

Therapieansätze

Jede Vulvitis muss immer ursächlich abgeklärt werden. Eventuell ist der Partner mitzubehandeln. Da Chlamydien, genauso wie Mykoplasmen, häufig zusammen mit Gonokokken auftreten, wird schulmedizinisch meist ein Tetrazyklinderivat bevorzugt (Vibramycin®). Zusätzlich empfiehlt sich eine ganzheitliche Entgiftungs- und Ausleitungstherapie. Hier haben sich eine Reihe klassischer Entgiftungsverfahren bewährt. Ein sehr effektives modernes Verfahren ist die Chelat-Therapie.

Methode im Sinne von Hildegard

Chlamydien- und Mykoplasmen-Vulvitis sind spezielle Entzündungen, die in der Praxis öfters vorkommen und primär schulmedizinisch behandelt werden. Hildegard kannte diese Formen nicht. Als begleitende Maßnahme im Sinne von Hildegard kann man folgendes Öl verwenden.

Öl gegen Vulvitis (S-Ü/93)

Lilienöl	1 g
Anisöl	1 g
Urtinktur der inneren Rinde (Kambium)	
des Pfirsichbaumes	2 g
Olivenöl	ad 100 g

Zubereitung: Alles gut mischen.

Anwendung: Falls keine Gegenanzeigen bestehen, reiben Sie Vulva und Vagina abends vor dem Schlafengehen dünn mit dem Öl ein. Falls allergische Reaktionen auftreten, sofort absetzen (Rötung, Juckreiz).

Lilie

„de lilium candidum", Physica 1–23, mehr kalt als warm.

Keine innere Anwendung. Gut als Kompositum für Salben, z. B. gegen Ausschläge geeignet.

Pfirsichbaumrinde

Hildegard empfiehlt die innere Rinde (Kambium) des Pfirsichbaumes gegen sexuell übertragbare Krankheiten.

96

Herpes

Herpes-Infektionen treten vor allem bei Patientinnen mit einem geschwächten Abwehrsystem auf. Der Herpes genitalis wird fast ausschließlich durch Sexualkontakt übertragen. Herpes-Viren vermehren sich besonders gut, wenn das ökologische Gleichgewicht im Organismus gestört ist.

Herpes als Umweltkrankheit

Mehrjährige Erfahrungen in einer Frauenarztpraxis mit umweltmedizinischen Schwerpunkten bestätigen, dass die meisten Patientinnen mit Herpes eine massive Intoleranz gegenüber einer Vielzahl von Chemikalien haben.

Umweltschadstoffe, die heute leider „immer und überall" vorhanden sind, können das natürliche Scheidenmilieu massiv stören und es kommt zu übel riechendem Ausfluss, Juckreiz, Brennen und massiven Schmerzen. Tagtäglich nehmen wir sie über die Nahrungskette auf. Aber auch dort, wo wir sie gar nicht vermuten, können viele Schadstoffe vorhanden sein: in Kosmetika und Kleidung, im Freizeitbereich, am Wohn- und Arbeitsplatz.

Viele Umweltschadstoffe wirken nicht nur über die Haut im Bereich von Kopf, Stamm und Extremitäten, sondern auch und gerade im Genitalbereich. Vulva und Vagina sind oft besonders empfindlich. Es scheint meist so zu sein, dass durch schadstoffhaltige Nahrungsmittel und/oder abwehrbelastende Medikamente sowohl die Ansiedlung von Herpes-Viren als auch von Candida albicans gefördert wird.

Therapiemöglichkeiten

Die schulmedizinische Standard-Therapie umfasst schmerzstillende oder antibiotische Cremes sowie Antivirusmittel in Cremeform (z. B. Viru-Merz® oder Virunguent®). Eine langhaltige Besserung des teilweise sehr schweren Herpes tritt oft erst nach einer gezielten Entgiftungs- und Ausleitungstherapie auf. Diese wird begleitet von einer ganzheitlichen Darmsanierung einschließlich Optimierung der

INFO

Ein gesundes Scheidenmilieu ist die Grundvoraussetzung für den natürlichen Selbstreinigungs- und Abwehrmechanismus der Scheide.

Darmflora (Symbioselenkung) im Sinne einer klassischen Anti-Candida-Therapie.

Auch immunstimulierende Maßnahmen bringen bei Herpes gute Erfolge. Zu den effektivsten Immun-Therapien bei chronischem Herpes gehört die „große Ozon-Eigenblut-Therapie". Doch auch über eine Reihe unterschiedlicher Darminfusionen kann das Immunsystem gestärkt und eine Besserung der Herpes-Infektion erzielt werden.

Therapieansätze im Sinne von Hildegard

INFO

Bei Herpes (wie auch bei Candida-Infektionen) spielen ursächlich seelische und psychische Faktoren oft eine entscheidende Rolle.

Die Therapie muss immer neben der Standard-Herpes-Therapie ganzheitlich umweltmedizinisch ansetzen. Im Vordergrund stehen muss dabei die Beseitigung der eigentlichen Ursachen, die das Darm- und Vaginalmilieu gestört haben. In erster Linie gehört zu einer immunstimulierenden Therapie auch eine ganzheitliche Ernährung. Zusätzlich können unter anderem folgende Heilpflanzen herangezogen werden.

Brennnessel (Frisches Kraut, junge Triebe)

Bei Hildegard „Urtica" (sehr warm), Phys. 1-100: „ *... ist in ihrer Art sehr warm, ... reinigt den Magen und nimmt den Schleim weg.*"

Heute weiß man viel über ihre blutbildende und blutreinigende Wirkung.

Ringelblume

„de Ringula" (kalt und feucht), Physica 1-122: „*... Sie hat starke Grünkraft, ... ist gut gegen Gift.*"

Heute ist die Ringelblume als wichtiges Lymph-, Venen- und Wundheilmittel gut untersucht. Sie gehört mit zu den entgiftenden Heilpflanzen.

Große Klette (Wurzel)

„Cletta maior" (hat entgegengesetzte Wärme), Phys. 1-98. Die Klette ist bei Hildegard ein gutes Mittel zur Hautentgiftung und Hautreinigung. Sie empfiehlt die Große Klette auch: „*... gegen den Grind auf dem Kopf.*"

Heute ist die Große Klette in der Dermatologie gut untersucht. Man weiß um die gute blutreinigende, wasser- und schweißtreibende Wirkung, die bei vielen Formen von Hautausschlägen hilfreich sein kann.

Brunnenkresse (Kraut)

„de burncrasse" (warm), Physica, 1-73. Bei Hildegard ist die Brunnenkresse ein wichtiges Entgiftungsmittel über Leber („... *wer die Gelbsucht hat*") und Magen („*wer gegessene Speisen kaum verdauen kann.*")

Heute wissen wir durch Forschungen der modernen Dermatologie, dass die Brunnenkresse allgemein abwehrsteigernd, blutreinigend und schleimhautstärkend wirkt.

Buchsbaum (Blätter und Wurzelrinde)

Bei Hild. „Buxus", 3-22: „*... Ein Mensch, der Ausschläge am Körper hat, zerstoße Rinde und Blätter, drücke den Saft aus, mische etwas Baumöl bei, tauche eine Feder ein, salbe sich damit oft um den Aussschlag.*"

Urtica-Salbe (S-Ü/94)

Kleine Brennnessel	0,2 g
Ringelblume	0,2 g
Große Klette, Urtinktur	0,2 ml
Brunnenkresse	0,2 g
Buchsbaum-Urtinktur	0,2 ml
Rosenöl	3 Tropfen
Olivenöl bzw. neutrale Salbengrundlage	ad 20 ml

Zubereitung: Mithilfe von Rosenöl und Olivenöl wird eine Salbe hergestellt.

Anwendung: Die Dosierung sollte immer individuell nach Absprache mit dem Frauenarzt erfolgen. Z. B. kann man die Menge eines halben Teelöffels mehrmals täglich auf die betreffende Stelle auftragen.

Dieses Hildegard-Mittel, das hautreinigend, entgiftend und entschlackend wirkt, hat sich bei Herpes bewährt.

TIPP

Brunnenkresse eignet sich auch als Kompositum bei erhöhten Leberwerten in Verbindung mit Hepatitis.

Angewandte Hildegard-Medizin

Herpes-Elixier (S-Ü/89)

Lilienöl	12,5 g
Anis	12,5 g
Innere Rinde (Kambium) des Pfirsichbaumes	25,0 g
Frischer reiner Honig	50,0 g
Guter Weißwein	500,0 ml

Zubereitung: Heilkräuter pulverisieren, alles mischen und in Wein abkochen.

Anwendung: Falls keine Gegenanzeigen bestehen und wenn nicht anders verordnet (am besten nach Rücksprache mit dem Frauenarzt), nehmen Sie bei chronischem Herpes zoster oder bei Herpes genitalis abends einen Esslöffel des Herpes-Trankes nach Hildegard ein. Falls Unverträglichkeiten oder allergische Reaktionen auftreten, sofort absetzen.

Vorsicht

Keine Selbsttherapie, Anwendung bitte nur unter fachärztlicher Aufsicht.

Heilpflanzen zur Entgiftung

Schadstoffe in der Ernährung sowie in Wohn-, Arbeits- und Freizeitumgebung müssen herausgefunden und beseitigt werden. Zur Entgiftung des Körpers eignen sich Hildegard-Heilpflanzen mit entgiftender Wirkung.

Darüber hinaus können zur Entgiftung der Um- und Inwelt Urtinkturen von Hildegard-Heilpflanzen wie Bilsenkraut, Giftlattich, Minze, Schierling oder Schöllkraut angewendet werden.

Alternative Behandlungsmethoden

Darüber hinaus haben sich homöopathische Mittel bewährt – unbedingt individuell austesten! – wie Bilsenkraut D 20, Giftlattich D 12, Grüne Minze D 12, Schierling D 20 oder Schöllkraut D 12.

Zervizitis und Ektopie

Die Zervizitis ist eine sehr häufige Infektion des Gebärmutterhalses. Ihre Entstehung wird durch eine so genannte Ektopie begünstigt, ein verstärktes Wachstum von drüsigem Gewebe im Bereich des Gebärmutterhalses. Da dieses drüsige Gewebe ein steriles Milieu braucht, die Vagina jedoch von Bakterien bewohnt ist, kommt es zu ständigen Infekten.

Therapie

Je nach Entzündungsgrad und Spektrum der beteiligten Erreger müssen im akuten Stadium Antibiotika gegeben werden. Strenge Bettruhe und gegebenenfalls Infusionstherapien können ergänzend notwendig werden.

TIPP

Achten Sie auf absolute Hygiene. Sie trägt wesentlich zum Therapieerfolg bei.

Darüber hinaus sollte die Patientin begleitende prophylaktische Maßnahmen vornehmen. Zur Vorbeugung gelten im Prinzip die gleichen Regeln, die bei Vaginalentzündungen genannt sind.

Bei einer leichteren Zervizitis oder im Anschluss an die Akutbehandlung können alternative Therapien eingesetzt werden. In meiner Praxis haben sich unter anderem folgende Maßnahmen bewährt:

- Im subakuten oder chronisch therapieresistenten Stadium täglich Zervizitis-Tinktur auftragen: Ein steriler Tampon wird mit der entsprechend verdünnten Urtinktur getränkt und vor die Gebärmutter gelegt.
- Vitamin E und/oder Vitamin A, systemisch und/oder lokal

Therapieansätze nach Hildegard

Folgende Hildegard-Mittel können, falls keine Gegenanzeigen bestehen und wenn nicht anders verordnet (am besten nach Rücksprache mit dem Frauenarzt), angewendet werden.

Zervizitis-Tinktur (S-Ü/92)

Lavendel-Urtinktur	4 ml
Süßholz-Urtinktur	4 ml

Angewandte Hildegard-Medizin

Thymian-Urtinktur	4 ml
Ysop-Urtinktur	4 ml
Ringelblumen-Urtinktur	4 ml

Anwendung: Verdünnen Sie die Tinktur im Verhältnis 1 : 20 bis 1 : 50 mit Wasser und machen dann Sitzbäder.

Lavendel-Ysop-Wein (S-Ü/91)

Lavendelblüten	12,5 g
Ysop	12,5 g
Frischer Honig	50,0 g
Weißwein	500 ml

Zubereitung: Kräuter mischen und Abkochung herstellen.
Anwendung: Trinken Sie bei chronisch therapieresistenter Zervizitis täglich morgens und abends einen Esslöffel Lavendel-Wein.

Zervizitis-Tee (S-Ü/90)

Lavendel	4 g
Süßholz	4 g
Thymian	4 g
Ysopkraut	4 g
Ringelblumen	4 g

Anwendung: Bei chronisch therapieresistenter Zervizitis können Sie täglich zwei bis drei Tassen Zervizitis-Tee trinken.

Wichtig

Falls allergische Reaktionen (Rötung, Juckreiz) auftreten, müssen Sie die Mittel sofort absetzen.

Sterilität

Entsprechend der Definition der WHO (= Weltgesundheitsorganisation) spricht man dann von einer Unfruchtbarkeit der Frau, wenn diese bei regelmäßigem Verkehr nach einem Jahr ohne Verhütung kein Kind empfangen hat. In Deutschland wird meist erst nach zwei Jahren der Begriff Sterilität gebraucht.

In den fünfziger und beginnenden sechziger Jahren blieben in Deutschland 7 bis 8 % aller frisch geschlossenen Ehen ungewollt kinderlos. 1995 waren es bereits 15 bis 20 %. Aufgrund der exponentiellen Zunahme fortpflanzungsschädigender Umweltschadstoffe bleibt heute jede vierte bis siebte Ehe ohne ärztliche Hilfe und Therapie ungewollt kinderlos.

Allgemeine Ursachen

Bei den rund 40 % der Frauen, die nicht schwanger werden können, sind bei mehr als der Hälfte die genauen Ursachen nicht bekannt. Man spricht dann von der „idiopathischen Sterilität".

Manchmal liegt eine endokrinologisch nachweisbare Funktionsstörung der Eierstöcke bzw. der Hirnanhangsdrüse vor, die die Funktion der Eierstöcke reguliert. In selteneren Fällen kommen Erkrankungen der Gebärmutter wie Myome oder Veränderungen der Gebärmutterschleimhaut bzw. des Halskanals der Gebärmutter als Sterilitätsursache in Betracht. Bei etwa 20 % der sterilen Frauen liegt ein Eileiterverschluss vor, so dass den Samenzellen der Weg zum Ei und damit zur Befruchtung versperrt wird.

Findet man bei der Routinediagnostik von Frauen mit unerfülltem Kinderwunsch keine eindeutige Ursache, dann werden häufig psychische Faktoren als mögliche Ursachen diskutiert. Seelische Störungen sind sehr häufig für die Unfruchtbarkeit mitverantwortlich. Sicherlich spielen Stress und psychische Belastungen dabei eine große Rolle. Die heute und in Zukunft bedeutendsten Ursachen, nämlich die Umweltschadstoffe, werden allerdings in der bisherigen Routinediagnostik noch viel zu wenig beachtet.

Die Ursachen liegen beim Mann

Neben häufiger vorkommenden psychischen Störungen werden beim Mann oft auch zeugungsunfähige Samenzellen gefunden. Gelegentlich liegen auch frühere Entzündungen der Samenwege, der Hoden, des Nebenhodens oder eine Mumpserkrankung in der Kindheit zugrunde.

Auch Krampfadern am Hodensack können eine Störung der Samenproduktion verursachen. Hier kann eine Operation helfen. In selteneren Fällen sind auch die Samenleiter verklebt.

INFO

Statistisch zeigt sich, dass die Kinderlosigkeit in 30 % der Fälle beim Mann ihre Ursache hat, in 40 % bei der Frau und in den restlichen 30 % bei beiden Partnern.

Angewandte Hildegard-Medizin

Wie später noch gezeigt wird, ist bei mehr als zwei Dritteln der zeugungsunfähigen Männer die Zusammensetzung der Samenflüssigkeit durch Umweltschadstoffe gestört. Eine mangelnde Anzahl oder fehlerhafte Beschaffenheit der Samenzellen führt dazu, dass sie das Ei nicht erreichen und somit nicht befruchten können. Die Tendenz ist weiter steigend.

Umweltmedizinische Zusammenhänge

Heute geht man davon aus, dass viele Sterilitäten durch ein gestörtes Immunsystem verursacht sind. Dabei handelt es sich letztlich – wie bei den Allergien – um „Immunreaktionen gegen nicht pathogene Faktoren mit schädlichen Rückwirkungen". Darüber hinaus ist bei Sterilitätspatientinnen überdurchschnittlich oft die Wechselbeziehung zwischen der Umwelt und dem inneren Körpermilieu gestört. Dies hat dann meist zur Folge, dass die natürliche Balance zwischen Immunsystem, endokrinem System und zentralem Nervensystem gestört ist.

So sind heute bei Frauen und Männern neben den üblichen organischen Faktoren auch zunehmend psychische Ursachen und ungünstige Lebensgewohnheiten mit zu berücksichtigen. Zu diesen Einflüssen, die das Immunsystem belasten und es sogar irreversibel schädigen können, gehören beruflicher Stress, Spannungen in der Partnerschaft, übermäßiger Kinderwunsch, Alkoholkonsum, Rauchen, Koffeingenuss und Umweltschadstoffe.

INFO

Quecksilber macht steril, infertil und impotent.

Vor allem Umweltgifte und Schwermetalle wie Quecksilber können steril machen. Sie verursachen enorme Schädigungen von Hormonsystem und Immunsystem. So sind bei Zahnarzt-Helferinnen wesentlich mehr Zyklusstörungen und Abgänge als bei Frauen in anderen Berufen nachweisbar.

Ursachen nach Hildegard

Die heilige Hildegard erkannte schon vor fast tausend Jahren Zusammenhänge, welche die moderne Psycho-Immunologie in den letzten Jahren entdeckt hat.

104

Vor allem Konflikte zwischen Beruf und Privatleben, Doppelbelastung und seelische Belastungen durch Nichtvereinbarkeit von beruflichen Interessen und geplanter Mutterrolle üben oft einen – meist unbewussten und nur unterschwellig wahrgenommenen – psychischen Dauerdruck auf die Patientin aus. Wissenschaftlich handelt es sich dabei um einen das Immunsystem messbar beeinträchtigenden Dauerstress.

Nach Hildegard gibt es Frauen, die prinzipiell unfruchtbar sind. Sie werden krank, sobald sie Geschlechtsverkehr haben. Hildegard schreibt in „Causae et Curae":

„... Zeugungsfähige Frauen, die keinen Umgang mit Männern haben, werden krank, ebenfalls die Unfruchtbaren, wenn sie Verkehr haben." (C.C.Sch. 77, C.C.K. 77,10-15)

Sterilitätsdiagnostik

Bei den rund 40 % der Frauen, bei denen eine „idiopathische Sterilität" diagnostiziert wird, muss eine exakte Umweltanamnese erfolgen, um Umweltschadstoffe als mögliche (Teil-)Ursachen zu ermitteln.

Was die gynäkologischen Ursachen anlangt, so müssen zunächst endokrinologisch nachweisbare Funktionsstörungen der Eierstöcke bzw. der Hirnanhangsdrüse ausgeschlossen werden.

Zusätzlich sollte man durch eine frauenärztliche Untersuchung einschließlich vaginalem und abdominalem Ultraschall Erkrankungen der Gebärmutter wie Myome oder Veränderungen der Gebärmutterschleimhaut bzw. des Halskanals der Gebärmutter als Sterilitätsursache ausschließen.

INFO

Da die Sterilitätsursachen beim Mann sowie bei der Frau liegen können, sollte die Diagnostik immer beide Partner mit einbeziehen.heit und Lebensenergie.

Temperaturmessung

Bei jeder Frau mit unerfülltem Kinderwunsch muss festgestellt werden, ob und wann der Eisprung erfolgt. Dazu muss sie mehrere Monate lang die Körpertemperatur vor dem Aufstehen messen, die Werte in ein Kurvenblatt eintragen und ihrem Frauenarzt vorlegen.

Normalerweise sollte etwa in der Zyklusmitte ein Temperaturanstieg zu verzeichnen sein, weil dann nämlich erfahrungsgemäß der Eisprung stattfindet. Bleibt die Temperaturerhöhung aus, ist davon auszugehen, dass kein Eisprung stattgefunden hat.

Angewandte Hildegard-Medizin

Hormonstatus

Der Frauenarzt sollte einen kompletten Hormonstatus erheben. Das heißt, er muss eine genaue Bestimmung der Hormone vornehmen. So lässt sich herausfinden, ob eventuell eine hormonelle Störung die Unfruchtbarkeit bedingt. In jedem Fall sollte man dabei auch eine Überproduktion der männlichen Geschlechtshormone (= Hyperandrogenämie) und eine (partielle) Nebennierenrinden-Insuffizienz ausschließen.

Chromolaparoskopie

Bei rund 20 % der sterilen Frauen liegt ein Eileiterverschluss vor, so dass den Samenzellen der Weg zum Ei und damit zur Befruchtung versperrt wird. Dieser Verschluss sollte mittels einer Chromolaparoskopie diagnostiziert und gegebenenfalls mikrochirurgisch beseitigt werden.

Meist sind Umweltschadstoffe als direkte oder indirekte Ursachen des Eileiterverschlusses (vorausgegangene Entzündungen durch ein mit Umweltschadstoffen verändertes Milieu etc.) beteiligt. Sie müssen ausgeleitet werden.

Sterilitätstherapie

TIPP

Über die allgemein übliche Sterilitätstherapie gibt es sehr umfassende Literatur.

Im Bereich der Hormontherapie und der operativen Therapie sind in den letzten Jahren zahlreiche Erfolge erzielt worden. Bei der „idiopathischen Sterilität" ist man allerdings noch nicht viel weitergekommen. Hier ist ein umweltmedizinischer Therapieansatz sicherlich sehr erfolgversprechend.

Umweltschadstoffe sind häufig für chronische Entzündungen verantwortlich, die dann zu Verklebungen der Samenstränge oder der Eileiter führen. Hier kann unter Umständen eine Ausleitung und Entgiftung der Umweltschadstoffe in Kombination mit einem mikrochirurgischen Eingriff ursächlich helfen.

Therapieansätze im Sinne Hildegards

Falls durch umweltbedingte Milieuveränderungen in der Scheide immunologische Probleme auftreten, die durch einen pathologischen

Postkoitaltest nachweisbar sind, können häufig lokal und systemisch entgiftende und ausleitende Substanzen helfen.

Umweltschadstoffe können eine Unverträglichkeit zwischen Spermien und Zervikalsekret, also eine die Spermien beeinträchtigende oder abtötende immunologische, subtoxische oder allergische Reaktion, hervorrufen. Liegt ein solcher Fall vor, sollte eine Entgiftungs- oder Ausleitungsbehandlung mit dem Einsatz immunstimulierender oder antiallergischer Präparate kombiniert werden.

Auch zur Steigerung der durch Umweltschadstoffe verminderten Samenzellenbeweglichkeit gibt es spezielle Mittel. Sie können dann die Qualität und die Leistungsfähigkeit des Samens verbessern. Diese Mittel sollten individuell ausgetestet werden.

Hagebuchen-Milch

Die Hagebuche (Hainbuche) ist bei Hildegard ein Mittel gegen Sterilität, habituelle Aborte (sich wiederholende Abgänge) und Frühgeburten.

Hildegard: „... Man nehme Zweige und grüne Blätter der Hagebuche, koche sie in Schaf- oder Kuhmilch, werfe die Zweige fort und bereite mit Mehl oder Ei die Milch zum Essen. (...) Die Frauen, die unfruchtbar sind oder an Abort leiden, ohne unfruchtbar zu sein, sollen diese Milch oft trinken. Sie werden so die Fruchtbarkeit behalten und empfangen." (Phys. III, 35 Sp. 1239B)

Herdsanierung

Beruht die Sterilität bzw. Infertilität auf der chronischen Freisetzung von Quecksilber aus Amalgamfüllungen, so sind diese zu entfernen und durch ein nicht quecksilberhaltiges Material zu ersetzen. Die Zahnbehandlung sollte unter Substitutionsbehandlung mittels Kofferdamschutz (mit Latexfolie) erfolgen, da vorübergehend eine Überschwemmung des Organismus mit Quecksilber möglich ist.

Werden die Zähne nicht saniert, ist mit einer konstanten Ausschwemmung des inkorporierten Quecksilbers zu rechnen.

Angewandte Hildegard-Medizin

Gesunde Ernährung

Nach Hildegard kommt der Ernährung eine äußerst große Bedeutung zu. Sie finden darüber umfassende Information im Abschnitt „Die fünf Säulen der Hildegard-Therapie".

Aus meiner Praxis

Krankengeschichte: W. D., 31 Jahre, Sekretärin, seit etwa 8 Jahren unerfüllter Kinderwunsch. Sie hat deswegen bereits einige Krankenhausaufenthalte, Hormontherapien und erfolglose Versuche mit künstlichen Befruchtungen (5-mal IVF und 3-mal GIFT) hinter sich. Organisch ist angeblich bei ihr alles in Ordnung. Die Spermien des Mannes sind etwas wenig und verlangsamt, d. h. die Zeugungsfähigkeit ist geringfügig vermindert. IVF bzw. GIFT hätten aber klappen müssen.

Diagnose: Eine ausführliche Anamnese ergibt den Verdacht auf Schadstoffe bei beiden Partnern, vor allem beim Mann. Er hat 10 Amalgamfüllungen und ist Bodenlegermeister; er verlegt also sehr viele Böden mit Lösungsmitteln. Eine Hormon- und Schadstoffanalyse bei ihm ergibt hohe Hypophysenwerte, niedrige Werte an männlichen Hormonen, hohe Stresshormone und niedriges DHEA. Er hat extrem hohe Lösungsmittel- und Pestizidbelastungen (vorwiegend Schadstoffe, die das Immunsystem im Bereich Hypophyse, Nebennieren, Hoden nachweislich empfindlich stören). Speichel- und DMPS-(Amalgam)Tests ergeben ebenfalls extrem hohe Werte.

Seine Frau hat fast normale Hormonwerte (leicht erhöhtes Prolaktin, vermindertes DHEA, sonst ist alles in Ordnung), aber extrem hohe Pyrethroid-Werte (Schadstoffe, die das Immunsystem im Genitale stören).

Therapie: Beide vermeiden künftig die Exposition gegenüber den Schadstoffen, nehmen eine Schadstoffsanierung und eine Lebensumstellung einschließlich Ernährung vor. Sie kommen über 1 ½ Jahre regelmäßig zur Entgiftungstherapie. Es wird ein kombiniertes Therapiekonzept durchgeführt aus Hildegard-Medizin (Lymph-, Leber-, Nieren- und Nervenmischungen), einer Colon-Immun-Stimulationstherapie mit entgiftenden, immunmodulierenden und hormonausgleichenden Mischungen und regelmäßigem Aderlass.

Verlauf: Die Hormonwerte des Mannes bessern sich deutlich, seine Schadstoffwerte normalisieren sich. Das Paar entschließt sich, eine Spontanschwangerschaft zu versuchen. Etwa ein Jahr lang klappt es damit nicht, obwohl Zyklus und Hormonwerte der Frau als auch die Hormonwerte des Mannes normal sind. Nach 1 ½ Jahren wird dann auf mein Zuraten nach Rücksprache mit dem schulmedizinisch endokrinologisch reproduktionsmedizinisch arbeitenden Kollegen

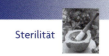

Sterilität

nochmals GIFT versucht, allerdings mit flankierenden naturheilkundlichen Maßnahmen in meiner Praxis. Diesmal führt der Embryonentransfer beim ersten Mal zum Erfolg.

Die Frühschwangerschaft wird wegen Gestagen- und DHEA-Mangel naturheilkundlich und mittels Akupunktur stärkend und stabilisierend therapiert. Außerdem erfolgt auch geburtsvorbereitende Akupunktur. Die Entbindung verläuft ganz normal. Ein Jahr nach der Geburt wird die Patientin spontan schwanger. Inzwischen hat das Paar drei gesunde Kinder. Die ganze Familie ist glücklich.

Hildegard-Lebersalbe

Echter Lavendel (Saft)	2 g
Ysop-Saft	2 g
Aloe-Saft	1 g
Weihrauch, fein pulverisiert	1 g
Römischminze	1 g
Palm-Saft (aus Holz und Blättern)	1,5 g
Apfelknospen-Saft	1,5 g
Neutrale Salbengrundlage	25 g

Anwendung: Individuell, nach Rücksprache mit Ihrem Arzt.

Hinweis

Die Salbe stärkt die Leber und fördert die Entgiftung über die Leber.

Aloe

Physica, 1-174 (warm, hat große Kraft): „... *wer Gelbsucht hat.*" 1-224: „... *Leberschmerzen werden geheilt.*" Handschrift Brüssel

Aloe dient für Komposita zur inneren und äußeren Anwendung.

Weihrauch

Physica, 1-175, mit Römischminze: „... *wenn Fieber die Leber plagen.*"

Palmsaft

Physica, 3-61: „... *gegen Verhärtung der Leber.*"

Apfelknospen

Physica, 3-1: „... *bei Leberschwäche und Milzschwäche, ... gegen üble Säfte in Bauch und Magen.*"

Angewandte Hildegard-Medizin

Gestörte Schwangerschaft

Die allgemein übliche Therapie richtet sich nach den jeweiligen Ursachen. Es wird diesbezüglich auf die zahlreichen einschlägigen Fachbücher verwiesen.

Die nachfolgenden Empfehlungen im Sinne Hildegards gelten vorbeugend für einen Zustand nach gestörter Schwangerschaft, z. B. nach Abgang, Gestosen (= schwangerschaftsinduzierter Bluthochdruck), HELLP-Syndrom etc. Sie sollten im Rahmen einer ganzheitlichen Therapie Berücksichtigung finden.

INFO

Alkoholfreies Bier und entkoffeinierter Kaffee sind aus toxikologischer Sicht nicht zu empfehlen. Durch das Extraktionsverfahren von Alkohol bzw. Koffein können zusätzliche Belastungen entstehen.

Therapieansätze nach Hildegard

- **Genussgifte meiden:**
  Trinken Sie möglichst wenig Alkohol (embryotoxisch) und weniger Kaffee (er macht nervös) als sonst. Falls Sie einen niedrigen Blutdruck haben oder oft schlapp sind, kann ein Tässchen Kaffee auch Medizin sein. Meist ist ein Espresso mit Wasser wesentlich bekömmlicher. Hören Sie mit dem Rauchen auf, wenn möglich Passivrauchen vermeiden.
- **Ernährung umstellen:** Meiden Sie Nahrungsgifte. Was für Sie ein Nahrungsgift ist, hängt von Ihnen individuell ab. Testen Sie aus, was Sie am ehesten vertragen. Steigen Sie auf vollwertige Kost aus kontrolliertem biologischem Anbau um. Verzehren Sie keine bestrahlten Lebensmittel (z. B. Holland-Tomaten etc.). Essen Sie keine (oder möglichst wenig) Fertigkost. Verspeisen Sie keine „Problemfische", so sind beispielsweise Flussfische, Raubfische und Nord- bzw. Ostseefische sehr häufig schadstoffbelastet.
- **Herde im Körper sanieren:** Lassen Sie Amalgam und/oder Palladium fachgerecht entfernen. Sie sollten das aber nicht während der Schwangerschaft oder Stillzeit tun. Lassen Sie tote Zähne sanieren und Silikon oder sonstige Fremdkörper entfernen.
- **Gesund wohnen:** Renovieren Sie Schlaf- und Wohnzimmer baubiologisch. Vermeiden Sie Wohngifte und Elektrostress.

Gestörte Schwangerschaft

- **Gesund arbeiten und Freizeit gesund gestalten:** Lassen Sie Ihr Arbeitszimmer baubiologisch renovieren. Vermeiden Sie Schadstoffe und Gifte am Arbeitsplatz. Üben Sie kein Hobby mit Schadstoffen (Farben, Beizmittel) aus.

Aus meiner Praxis

Krankengeschichte: S. W., 34 Jahre, seit 18 Jahren Chemiearbeiterin. Sie hatte bereits drei Abgänge, ihr Kinderwunsch ist jedoch nach wie vor sehr ausgeprägt. Frau W. hat großen Stress mit dem Partner, der sagt, es werde das nächste Mal wieder ein Abgang und welcher gegen eine erneute Schwangerschaft ist. Es plagen sie daher große Ängste, dass die nächste Schwangerschaft erneut schiefgeht.

Diagnose: Es erfolgt ein ausführliches Anamnesegespräch. Dabei ergibt sich der Verdacht auf Schadstoffbelastungen. Die Hormonanalyse zeigt Störungen zwischen Hypophyse und Eierstöcken: FSH und LH sind zu hoch, Östrogene normal, Gestagen chronisch zu niedrig, Prolaktin etwas erhöht und DHEA stark erniedrigt. Auch Cortisol ist chronisch zu hoch. Das Ergebnis deutet auf viel Stress. Bei der Schadstoffanalyse werden sehr hohe PCP-, Formaldehyd- und Lindan-Werte festgestellt sowie außerdem sehr hohe Pyrethroid-Belastungen.

Therapiekonzept: Die Patientin stellt ihr Leben komplett um. Dies schließt auch die Ernährungsumstellung auf Hildegard-Kost mit ein. Zudem vermeidet sie ab sofort die Exposition gegenüber den Schadstoffen. Es wird über insgesamt ein Jahr hinweg eine Ausleitungs- und Entgiftungstherapie vorgenommen. Insgesamt erfolgen zehn Colon-Immun-Stimulationstherapien. Hinzu kommen regelmäßiger Aderlass und die Gabe von Hildegard-Leber-, Nerven-, Lymph- und Nierentabletten. Zur Hormon-Stabilisierung verordne ich der Patientin Hildegard-Mörkrut-Mischungen, Hirtswurz-Kräuter und Frauentropfen „G" in der zweiten Zyklushälfte. Begleitend unterzieht sie sich der Traditionellen Chinesischen Akupunktur.

Verlauf: Die Hormonwerte normalisieren sich. Die Patientin wird mit 35 Jahren schwanger. Laboruntersuchungen in den ersten 20 Wochen ergeben einen chronisch niedrigen Gestagenwert. Es erfolgt während der Frühschwangerschaft die natürliche Gestagengabe in Form von Vaginalzäpfchen mit Mörkrut-Mischung und Frauentropfen „G". Die Dosierung ist an die Hormonwerte angepasst. Zusätzlich besucht sie Akupunktur-Sitzungen und hält eine strenge Hildegard-Diät ein.

Die Patientin hat insgesamt noch drei normale Schwangerschaften: Entbindungen mit 36, 38 und 40 Jahren. Davon sind zwei Spontangeburten und eine Saugglocke. Kinder und Eltern sind wohlauf.

Angewandte Hildegard-Medizin

Wechseljahre

Vor dem endgültigen Verschwinden der Menstruation finden mehrere Jahre lang große hormonelle Veränderungen im Körper statt.

Der Uterus wird kleiner und welk. Die Genitalhaut wird dünner und verletzlicher. Das äußere Genitale verliert an Fett und wird schlaffer. Das Endometrium bildet sich zurück. Die Vagina beginnt vom Eingang und von den Gewölben her unelastischer und enger zu werden. Der Muttermund schrumpft ebenfalls. Die Ovarien schrumpfen und lagern Bindegewebe ein; sie sind dann genarbt und ungefähr mandelgroß.

> **TIPP**
>
> *Das Klimakterium beginnt etwa zwischen dem 43. und 45. Lebensjahr und endet zwischen dem 56. und 58. Jahr.*

Mögliche Folgen der hormonellen Veränderungen

- Dysfunktionelle Blutungen, Ausbleiben der Ovulation, Gelbkörperschwäche
- Vasomotorische (die Gefäßnerven betreffende) Beschwerden, Hitzewallungen, Schweißausbrüche, fleckige Hautrötungen, insbesondere an Kopf und Hals
- Neurovegetative Beschwerden: Schwächegefühl, Parästhesien (wie Kribbeln, Einschlafen der Glieder), Schwindel, Kopfschmerzen, Herzklopfen
- Gewichtszunahme
- Psychosomatische Beschwerden wie Müdigkeit, Leistungsabfall
- Schlaflosigkeit
- Depressionen, Reizbarkeit, Nervosität
- Osteoporose, chronische Rücken- und Extremitätenschmerzen
- Schrumpfung von Organen im Urogenitalbereich (z. B. so genannter Lichen sclerosus et atrophicans)
- Vaginalatrophie, Beschwerden beim Geschlechtsverkehr, Entzündungen der Scheide (= Kolpitis senilis)
- Austrocknung der Haut und der Schleimhäute, schmerzhaftes Spannungsgefühl in der Brust, dicke Beine, Ödeme, Krampfadern (= Varizen)

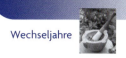

Wechseljahre

Prophylaxe und ganzheitliche Therapie

In meiner Anti-Aging-Sprechstunde bilden die Prophylaxe und ganzheitliche Therapie von Wechseljahrsbeschwerden einen Schwerpunkt. (Weitere Informationen hierzu finden Sie bei der 3. Säule – Anti-Aging-Medizin.) Die Therapie richtet sich sehr stark nach den Ursachen, nach dem jeweiligen Beschwerdebild und insbesondere nach dem genauen Hormonstatus.

Will man die eigentlichen Ursachen des vorzeitigen Wechsels feststellen und ganzheitlich behandeln, so muss man eine exakte endokrinologische und toxikologische Diagnostik durchführen. Nach einer exakten Umwelt-Anamnese bestimmt man die möglichen Schadstoffe in den entsprechenden Körpersekreten wie Blut, Urin, Speichel, Zervikalsekret, Ovarialflüssigkeit etc. und leitet sie dann gezielt aus und entgiftet.

Phytotherapie

Hildegard bietet uns eine Reihe hormonell wirksamer Heilpflanzen an, die „falsche hormonartig wirkende" Umweltschadstoffe von den Hormonrezeptoren verdrängen. Dies geschieht nicht selten dadurch, dass sie gleichzeitig die Nebennierenrinde stimulieren können.

Hildegard-Heilpflanzen zur Entgiftung

Bei hormonellen Störungen, die durch Giftstoffe (mit)verursacht sind, können Heilpflanzen mit entgiftender und ausscheidungsfördernder Wirkung helfen. In meiner Facharztpraxis haben sich Tinkturen und Extrakte aus folgenden Pflanzen sehr bewährt, um Wechseljahrsbeschwerden zu behandeln:

Wissenswertes

Entgiftende Wirkung

Beifuß, Benediktenkraut, Bockshornklee, Brennnessel, Fenchel, Galgant, Gelber Enzian, Gundelrebe, Hirschzunge, Holunder, Kampfer, Kiefer, Knoblauch, Malve, Mandelbaum, Maulbeere, Meisterwurz, Mistel (Ugera), Nieswurz, Odermennig, Ölbaum, Pfefferkraut, Pfennigkraut, Quitte, Rettich, Ringelblume, Roggen, Storax und Zitrone.

Angewandte Hildegard-Medizin

Wissenswertes

> ### Gestagenwirkung
>
> Hildegard verfügt auch über zahlreiche Heilpflanzen für Komposita, die gestagenähnlich wirken können. Am besten ist heute wohl der Mönchspfeffer (Mönchskraut) untersucht. Man weiß um seine hervorragende gestagenartige Wirkung. Darüber hinaus haben sich für Komposita im gynäkologischen Bereich mit zyklusstabilisierender und teilweise gestagenähnlicher Wirkung u. a. bewährt: Weinraute, Frauenmantel (z. B. Urtinktur), Schwertlilie, Steinsamen (Urtinktur), schwarze Johannisbeere (Urtinktur), Rainfarn, Ysop (ätherisches Öl) und Zypresse (ätherisches Öl).

Frauentropfen „G" (S-Ü/98)

Für die Rezeptur können Sie die jeweiligen Urtinkturen verwenden:

Weinraute	10 ml
Rainfarn	10 ml
Mönchspfeffer	30 ml
Frauenmantel	30 ml
Schwertlilie	10 ml
Steinsamen	10 ml

Anwendung: Sie können (nach Rücksprache mit Ihrem Arzt) ein- bis dreimal täglich 10 bis 30 Tropfen mit Wasser oder Tee verdünnt zu den Mahlzeiten einnehmen.

Mörkrut-Tee, 100 g Mischung (S-Ü)

Mönchspfeffer	20 g
Frauenmantel	20 g
Schwertlilie	5 g
Steinsamen, Wurzelkonzentrat	5 g
Schafgarbe	10 g
Kamille	10 g
Rainfarn	20 g
Weinraute	10 g

Zubereitung: Bereiten Sie den Tee nach Ihrem Geschmack zu, allerdings sollte er nicht zu stark sein.

Anwendung: Trinken Sie ein- bis dreimal täglich 1 bis 3 Tassen Tee zu den Mahlzeiten.

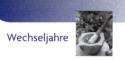

Wechseljahre

Paffum-Tropfen, 250 ml (S-Ü)

Verwenden Sie von allen Heilpflanzen nur die Urtinkturen.

Frauenmantel	75 ml
Mönchspfeffer	75 ml
Schwertlilie	25 ml
Steinsamen	25 ml
Rainfarn	25 ml
Weinraute	25 ml

Zubereitung: Alle Urtinkturen mischen und gut schütteln.
Anwendung: Nehmen Sie (am besten nach Rücksprache mit Ihrem Arzt) ein- bis dreimal täglich 10 bis 50 Tropfen mit Wasser oder Tee verdünnt zu den Mahlzeiten ein.

Wissenswertes

Östrogenwirkung

Darüber hinaus gibt es eine Reihe von Heilpflanzen für Komposita, die östrogenartig wirken können. Hier folgt eine unvollständige Auswahl: Ringelblume, Alant, Arnika, Andorn, Beifuß, Brombeere, Efeu, Gnadenkraut, Hopfenzapfen, Himbeere, Hirtentäschel, Liebstöckel, schwarze Johannisbeere, Johanniskraut, Rosmarin, Rotklee, Salbei, Süßholz und Weinraute.

Frauentropfen „Ö" (S-Ü/98)

Für die Rezeptur können Sie die jeweiligen Urtinkturen verwenden.

Schwarze Johannisbeere	15 ml
Brombeere	15 ml
Salbei	10 ml
Frauenmantel	10 ml
Hirtentäschel	10 ml
Schafgarbe	10 ml
Mistel	5 ml
Ringelblume	10 ml
Arnika	5 ml

Zubereitung: Alle Urtinkturen mischen und gut schütteln.
Anwendung: Nehmen Sie (am besten nach Rücksprache mit dem Frauenarzt) ein- bis dreimal täglich 10 bis 30 Tropfen mit Wasser oder Tee verdünnt zu den Mahlzeiten ein.

Angewandte Hildegard-Medizin

Je nach Zusammensetzung können Komposita aus den vorgenannten Heilpflanzen zyklusharmonisierend, eher östrogenähnlich oder eher gestagenähnlich wirken, Blutungen fördern bzw. mindern, der Gewebeabdichtung dienen oder Venenentzündungen vorbeugen.

Auch folgende Hildegard-Heilpflanzen sind bei Wechseljahresbeschwerden hilfreich: Aronstab, Andorn, Bertram, Edelkastanie, Fenchel, Frauendistel, Frauenminze, Hirschzunge, Salbei, Schlüsselblume, Süßholzwurzel und Weinstock. Sie können gegen vegetative Beschwerden, Schlafstörung, verminderte Belastbarkeit etc. helfen.

Vorsicht

Nicht die Früchte verwenden; sie sind giftig.

Aronstab (Kraut, Blätter, Wurzel)

Bei Hildegard „de herba aaron" (weder lauwarm noch zu stark, hat gleichmäßige maßvolle Wärme), Physica 1-49: „... *gegen schleimiges Fieber im Magen.*"

Aronstab eignet sich gut als Kompositum bei Rezepturen gegen Depressionen (gegen Melancholie).

Andorn

Aus meiner Praxis

„de andorn" (warm, hat genug Saft), Physica 1-33.

Krankengeschichte: K. W., 49 Jahre, Rechtsanwältin, hat viel beruflichen und privaten Stress, sie lebt in Scheidung. Seit ca. 3 Monaten leidet sie zunehmend unter Hitzewallungen, Schlaflosigkeit und verminderter Belastbarkeit. Auch plagen sie Gelenkschmerzen, v. a. in Knie, Sprunggelenk, Lenden- und Halswirbelsäule. Ihre Cholesterinwerte sind seit Jahren erhöht. Es besteht ein familiäres Brustkrebsrisiko (Mutter, Großmutter) sowie ein Herzinfarkt-Risiko (Großvater, Onkel, zwei Tanten, eine Schwester). Seit etwa $\frac{1}{2}$ Jahr hat sie zunehmend Haarausfall. Sie klagt auch über verminderte Libido.
Diagnose: Bei der Krebsvorsorge zeigt sich starker Östrogenmangel im Vaginalbereich, Zytologie normal. Mit Farb-Ultraschall-Doppler ist zu erkennen, dass beide Eierstöcke schlecht durchblutet sind, ansonsten Normalbefund. Östrogene und Gestagene sind vermindert, männliche Hormone erhöht, LH und FSH noch normal. Cortisol ist stark erhöht (= Stresshormon), DHEA stark vermindert (= Anti-Stresshormon) und eine leichte Schilddrüsen-Überfunktion. IgFI erniedrigt, Wachstumshormon und Melatonin sind ebenfalls erniedrigt, die Tumormarker in Ordnung. Die Osteoporose-Messung (nicht mit Röntgen, sondern mit Ultraschall) ergibt 87 %, d. h. eine deutliche

116

Osteoporose. Die Bindegewebsmessung zeigt ein schlecht durchblutetes Bindegewebe. Der Antioxidantien-Status gibt Hinweise auf erhöhten oxidativen Stress. Die Patientin wünscht nach Möglichkeit ein naturheilkundlich orientiertes Therapiekonzept.

Therapie: Gegen den Östrogenmangel erhält die Patientin Isoflavon-Tabletten (Sojaextrakt = Genistein, Daizein, Glycitin) plus Frauentropfen „Ö", gegen die trockene Vagina Garwa-Vaginalzäpfchen und gegen die Schlaflosigkeit v. a. abends Rifelber-Tee. Als Vorbeugung gegen Brustkrebs und Gebärmutterschleimhaut-Krebs verschreibe ich ihr gleichzeitig eine Salbe mit natürlichem Progesteron und die Hildegard-Frauentropfen „G". Gegen die Osteoporose macht sie wöchentlich eine Ozon-Eigenblut-Therapie. Zusätzlich erhält sie Calcium-Vitamin-D-Biphosphonat-Präparate und reibt sich mit der Hildegard-Hilarius-Salbe (morgens) und der Schwefelsalbe (abends) ein. Ab und zu Einreibungen mit Osteoporose-Tinktur. Gegen die erhöhten Cholesterinwerte nimmt sie Monacolin-Tabletten (Extrakt aus Rotem Reis); zudem werden regelmäßig Hildegard-Aderlass und Colon-Immun-Therapie mit Hildegard-Zusätzen angewendet. Gegen den Stress helfen die Hildegard-Stärkungs- und Nerventabletten. Hinzu kommen regelmäßig Infusionen mit Antioxidantien, Glutathion, Ascorbinsäure, B-Vitamin-Komplex etc. sowie Bindegewebs- und Lymph-Therapie.

Verlauf: Hitzewallungen, Schlaflosigkeit und verminderte Belastbarkeit verschwinden innerhalb von vier Wochen. Nach $\frac{1}{2}$ Jahr sind die Knochenwerte auf 98 %, die Bindegewebswerte auf über 100 %. DHEA-, IgFI- und Melatoninwerte bessern sich. Das LDL-Cholesterin ist um knapp 50 % niedriger. Die Gelenkschmerzen sind weniger geworden und die Vagina ist wieder besser östrogenisiert. Beim Farb-Ultraschall zeigen sich stärker durchblutete Ovarien. Auch Libido, Haut und Haarausfall haben sich erheblich gebessert.

Schwefelsalbe

Kolloidaler Schwefel	2,5 g
Weiße Tonerde	5,5 g
Wermut	2,0 g
Weinraute	2,0 g
Eucerin	15 g
Neutrale Salbengrundlage	auf 50 g

Angewandte Hildegard-Medizin

Zubereitung: Mischen sie alles mit der neutralen hypoallergenen Salbengrundlage.

Anwendung: Individuell. Die Schwefelsalbe empfiehlt sich vorbeugend und therapeutisch zur Behandlung von Gelenk- und Knochenschmerzen aller Art wie Knie, Sprunggelenk, Schulter, Ellbogen, Wirbelsäule etc. sowie bei Muskelschmerzen, Ischiasbeschwerden und Schuppenflechte.

Trockene Vagina

Bei trockener Vaginalschleimhaut empfiehlt sich die Anwendung von Vaginalzäpfchen und -salben als Komposita aus östrogenotropen Hildegard-Kräutermischungen, u. a. Ringelblume, Salbei, Kreuzkraut, schwarzer Johannisbeere, Süßholz, Hopfenzapfen, Efeu, Himbeere, Brombeere, Beifuß und Arnika.

Garwa-Vaginalzäpfchen, 1 g (S-Ü/98)

Urtinktur Schafgarbe	0,15 g
Urtinktur Ringelblume	0,15 g
Urtinktur Arnika	0,05 g
Urtinktur Mönchspfeffer	0,15 g
Vitamin E	0,1 g
Tonerde, grün	0,4 g
Olivenöl	2 Tropfen
Salbeiöl	2 Tropfen
Hartfett	15 g

> **TIPP**
>
> *Ausführlichere Infos über Garwa-Kräuter finden Sie bei Fluor und Vulvitis.*

Zubereitung: Vermischen sie die Urtinkturen mit den restlichen Ingredienzen, dann geben Sie das Bindemittel dazu.

Anwendung: Sie können, sofern keine Gegenanzeigen bestehen (am besten nach Rücksprache mit dem Frauenarzt), ein- bis dreimal pro Woche abends vor dem Schlafengehen jeweils ein Zäpfchen einführen.

Hitzewallungen

Neben den bereits genannten Frauentropfen „Ö" hat sich eine Reihe von Hildegard-Mitteln in meiner Praxis gegen Hitzewallungen gut bewährt.

Falls keine Gegenanzeigen bestehen und falls nicht anders verordnet, können Sie diese, am besten nach Rücksprache mit Ihrem Frauenarzt, anwenden. In der Regel empfiehlt sich stets eine individuelle Austestung.

Rifelber-Tropfen S-Ü/98 (100 ml)

Für die Rezeptur können Sie die jeweiligen Urtinkturen anwenden.

Schwarze Johannisbeere	10 ml
Brombeere	5 ml
Hagebutte	10 ml
Salbei	10 ml
Frauenmantel	10 ml
Hirtentäschel	10 ml
Schafgarb	10 ml
Rankender Efeu	5 ml
Ringelblume	10 ml
Arnika	10 ml

Zubereitung: Alle Urtinkturen in ein Gefäß geben und kurz schütteln.
Anwendung: Sie können ein- bis dreimal täglich 10 bis 30 Tropfen mit Wasser oder Tee verdünnt zu den Mahlzeiten einnehmen.

Schwarze Johannisbeere (Blätter, Wurzel)

„de Rifelbere", Physica 1-219: Gemeint sind die Blätter des „... *Krautes, an dem die Rifelberen wachsen. ... Die Rifelbere hat eine gewisse Verwandtschaft mit dem Blut, weil sie von jener Luft wächst, die das Blut nährt, daher bringt sie auch den Monatsfluss in Gang.*")

Die schwarze Johannisbeere ist eine wichtige Heilpflanze für Komposita im gynäkologischen Bereich.

Angewandte Hildegard-Medizin

Brombeere (Blätter)

Bei Hildegard „Brema" (mehr warm als kalt), lat. Rubus idaeus, 1-169: „... wer an Blutfluss leidet." Vergl. auch „Causae et Curae" 201, 19-23. Die Brombeere ist eine wichtige Heilpflanze für Komposita im gynäkologischen Bereich.

Hagebutten (Früchte)

INFO

In der Volksmedizin gilt Hagebutten-Tee als Hausmittel, besonders bei Husten und anderen Erkältungen.

Bei Hildegard „Burzeldorn", Physica 3-63: „... koche von der Frucht des Burzeldorns, esse oft davon, dies wird deinen Magen reinigen."

Hopfen (Frische Fruchtzapfen)

„De Hoppho" (warm, trocken, hat etwas Feuchtigkeit), Physica 1-61.

Rifelber-Teemischung (S-Ü/98)

Schwarze Johannisbeere	10 g
Brombeere	5 g
Hagebutte	10 g
Salbei	10 g
Frauenmantel	10 g
Hirtentäschel	10 g
Schafgarbe	10 g
Rankender Efeu	5 g
Ringelblume	10 g
Hopfenzapfen	10 g
Arnika	10 g

Anwendung: Sie können ein- bis dreimal täglich 1 bis 3 Tassen zu den Mahlzeiten trinken.

Rifelber-Tabletten aus 100 g Kräutern (S-Ü/98)

Schwarze Johannisbeere	10 g
Brombeere	5 g
Hagebutte	10 g
Salbei	10 g
Frauenmantel	10 g
Hirtentäschel	10 g
Schafgarbe	10 g

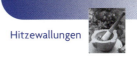

Hitzewallungen

Rankender Efeu	5 g
Ringelblume	10 g
Arnika	10 g

Anwendung: Sie können nach Rücksprache mit dem Frauenarzt ein- bis dreimal täglich 1 Tablette zu den Mahlzeiten einnehmen.

Rifelber-Elixier (S-Ü/98)

Schwarze Johannisbeere	5 g
Brombeere	2,5 g
Hagebutten-Urtinktur	5 g
Salbei	5 g
Frauenmantel	5 g
Hirtentäschel	5 g
Schafgarbe	5 g
Rankender Efeu	2,5 g
Ringelblume	5 g
Arnika	5 g
Frischer Honig	50 g
Weißwein	500 ml

Zubereitung: Alle Kräuter mischen, Honig dazugeben und mit gutem Weißwein Abkochung herstellen. Elixier in dunklem Gefäß aufbewahren.

Anwendung: Sie können ein- bis dreimal täglich ½ bis 1 Likörglas nach den Mahlzeiten trinken.

Hinweis

500 ml Elixier enthalten 45 Gramm Kräuter.

Angewandte Hildegard-Medizin

Kreislaufstörungen

Falls keine Gegenanzeigen bestehen, können Sie, wenn nicht anders verordnet (am besten nach Rücksprache mit dem Frauenarzt), das folgende Elixier bei Kreislaufbeschwerden und allgemeinen Schwächezuständen einnehmen.

Stärkungselixier gegen Wechselbeschwerden (S-Ü/90)

Fenchelsamen, frisch gemahlen	5,0 g
Galgant (Wurzel), pulv.	2,5 g
Diptam (Kraut), pulv.	2,5 g
Pfingstrose (ganze Pflanze), pulv.	2,5 g
Habichtskraut, pulv.	2,5 g
Frischer reiner Honig	50,0 g
Weißwein	500 ml

Zubereitung: Alles mischen und in Weißwein abkochen.
Anwendung: Nehmen Sie abends vor dem Schlafengehen einen Esslöffel des Elixiers ein. Zusätzlich können Sie eine Stärkungstablette einnehmen.

Fenchel (Samen, frisch gemahlen, Öl)

„de feniculo" (hat angenehme Wärme, ist weder von trockener noch kalter Natur), Physica 1-66: „... *hat angenehme Wärme, ... macht den Menschen fröhlich.*"

Fenchel wirkt krampflösend, schleimlösend und milchbildend.

Galgant (Wurzel)

„de galgan" (ist ganz warm, hat keine Kälte in sich), Physica 1-13: „... *ist heilkräftig.*"

Galgant ist gut gegen hitziges Fieber, gegen Rücken- und Seitenschmerzen sowie gegen Herzweh (schwaches Herz).

Diptam (Kraut)

„de dictamno" (warm und trocken), Phys. 1-115: „... *hat die Kräfte des Feuers und des Steins in sich, weil er wie der Stein hart ist in seinen Kräften. ... wenn der Stein zu wachsen beginnt.*"

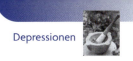

Pfingstrose (Ganze Pflanze)

„de beonia" (feurig, hat gute Kraft), Physica 1-127.

Die Pfingstrose ist eine wichtige Heilpflanze für Komposita im gynäkologischen Bereich, z. B. gegen Zwischenblutungen.

Habichtskraut (Kraut)

„de musore" (kalt), Physica 1-117: „... gegessen stärkt es das Herz und mindert die üblen Säfte."

Stärkungstabletten (10 g)

Fenchel	4 g
Galgant	1,5 g
Diptamkraut	1,5 g
Pfingstrose	1,5 g
Habichtskraut	1,5 g

Anwendung: Falls keine Gegenanzeigen bestehen, sollten Sie morgens zum Frühstück ergänzend zum Stärkungselixier eine Stärkungstablette im Mund zergehen lassen.

Hinweis

Fertige Tabletten gibt's in der Apotheke.

Depressionen

Das Beschwerdebild bei Depressionen ist sehr vielschichtig: Kopfschmerzen, Gedächtnisstörungen, Denkhemmungen, Konzentrationsstörungen, Herzjagen, Müdigkeit, Schmerzen in der Brust, Verdauungsbeschwerden, Frieren, Zittern, Beinschwäche, Entzündungen, allgemeine Niedergeschlagenheit, Schwere des Körpers, Unruhe und Angstzustände, Störungen wie Esszwang oder Appetitlosigkeit, dumpfes Gefühl im Kopf, dauerhafte Verzweiflung, Hoffnungslosigkeit, Gelenkschmerzen und grenzenlose Traurigkeit mit häufigem Weinen.

INFO

Nach statistischen Angaben der Weltgesundheitsorganisation (WHO) leiden etwa 120 bis 200 Millionen Menschen auf der Welt an Depressionen. Allein in der Bundesrepublik sind es gegenwärtig drei Millionen.

Ursachen aus moderner Sicht

Nach Ansicht der modernen Psychologen gibt es psychogene, somatogene und endogene Depressionen.

Angewandte Hildegard-Medizin

Die psychogenen Depressionen sind mit Abstand die häufigsten – hier liegen seelische Gründe für die Beschwerden vor. Bei den somatogenen Depressionen sind körperliche Ursachen, z. B. eine Krankheit, die Gründe der Depression. Die endogenen Depressionen kommen am seltensten vor. Hier spricht nach dem neuesten Stand der Wissenschaft einiges dafür, dass eine erbliche Veranlagung vorliegt.

Heute gibt es nach wie vor noch keine gesicherte Erkenntnis darüber, wie und warum Depressionen entstehen. Man nimmt an, dass es sich unter anderem um ein „Ungleichgewicht der Neurotransmitter" handelt.

INFO

Neurotransmitter sind bestimmte Substanzen, die für die Weiterleitung von Informationen zu den einzelnen Gehirnzellen verantwortlich sind.

Ursachen und Empfehlungen nach Hildegard

Nach Hildegard haben Depressionen ihre Ursache immer in einer „Kränkung der Seele", die über eine Verschiebung des Säfte-Gleichgewichtes zu einem Missverhältnis der Kräfte führt.

Dadurch stimmt die Harmonie des Menschen in sich nicht mehr: Seele, Geist und Körper sind im inneren Zwiespalt. Das hat zur Folge, dass die Grünkraft des Menschen abnimmt und er krank wird.

Das Wichtigste ist es, zum seelischen Gleichgewicht zurückzufinden. Nach Hildegard kann der Mensch aus sich selbst nicht zur Harmonie mit und in sich selbst und mit der Schöpfung zurückfinden, wenn ihm nicht der Schöpfer dabei hilft. Es braucht die Gnade Gottes, die dem Harmoniesuchenden durch die Kraft des Gebetes verliehen werden kann.

Aus moderner Sicht bedeutet dies, innere und äußere Konflikte unbedingt aufzudecken und aufzuarbeiten: Streitigkeiten müssen beseitigt werden. Man muss sich versöhnen: mit sich selbst und mit den anderen. Die Unzufriedenheit mit sich selbst muss in eine positive, aktive und lebensbejahende Zufriedenheit gewandelt werden.

INFO

Allergien auf Nahrungsmittel oder Nahrungsmittelzusätze können Depressionen auslösen.

Aus umweltmedizinischer Sicht

Neben diesen tieferen Dimensionen, die Hildegard vor allem in ihren Büchern „Scivias" und „Ordo Virtutum" beleuchtet, können auch Umweltfaktoren zu Depressionen führen: Auch eine chronische Fehl-

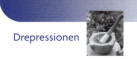

Drepressionen

ernährung kann über einen Spurenelemente- und Mineralstoffmangel das bei Depressionen vorliegende Ungleichgewicht zwischen Körper, Seele und Geist hervorrufen. Immer wieder ist beobachtet worden, dass ein Mangel an Vitaminen, Mineralien oder Spurenelementen zu Depressionen führen kann.

Phytotherapie bei Hildegard

Falls keine Gegenanzeigen bestehen und wenn nicht anders verordnet, empfiehlt sich (am besten nach Rücksprache mit dem behandelnden Psychiater bzw. Psychologen) folgendes Hildegard-Mittel:

Anti-Depressionselixier (S-Ü/92)

Lavendel (Blüten)	1,5 g
Johanniskraut (Kraut)	1,5 g
Poleiminze (Kraut)	0,5 g
Hopfen (Zapfen)	1,0 g
Muskat (Nuss)	0,5 g
Frischer reiner Honig	50,0 g
Guter Weißwein	500 g

Zubereitung: Alles zu einer Kräutermischung verarbeiten und zusammen mit dem Weißwein eine Abkochung herstellen. Das Elixier dunkel lagern.
Anwendung: Nehmen Sie täglich drei Esslöffel nüchtern vor den Mahlzeiten ein.

Johanniskraut (Ganze Pflanze, gereinigte Blüten)

Bei Hildegard „de Hartenauwe" (kalt), Physica 1-222.

Johanniskraut wird als Nervenmittel, gegen klimakterische Beschwerden, vor allem bei Depressionen, aber auch gegen schmerzhafte Periode eingesetzt. Es wirkt hormonell ausgleichend.

Hildegard-Nervenöl (20 g)

Fenchelsaft	10 g
Olivenöl	10 g
Rosenöl	5 Tropfen

Angewandte Hildegard-Medizin

Zubereitung: Mischen Sie den Fenchelsaft mit den Ölen.

Anwendung: Individuell. Sie können sich mit dem Öl zur Stärkung der Nerven, bei Stress, Ärger, Konflikten und schadstoffbedingten Nervenfunktionsstörungen einreiben. Das Öl hilft auch gut gegen Depressionen und Melancholie.

Aus meiner Praxis

Krankengeschichte: K. B., 40 Jahre, gelernte Mode-Designerin, zzt. als freie Journalistin tätig. Sie kommt erstmals akut wegen starker Unterbauchschmerzen, die seit etwa zwei Wochen andauern, die letzten zwei Tage deutlich zunehmend.

Weitere Befunde: Sie leidet seit etwa drei Jahren unter stärksten Depressionen und hat seit knapp 20 Jahren starke hormonelle Schwankungen. Bekannte Endometriose. Die Patientin ist starke Raucherin und extrem untergewichtig. Nach einem misslungenen Suizid-Versuch vor knapp zwei Jahren war sie vier Monate stationär in der Psychiatrie. Sie ist deswegen derzeit noch in ambulanter Therapie bei Psychiater und Neurologen. Frau B. nimmt Neuroleptika.

Sie hat einen starken Kinderwunsch, doch lebt sie vom bisherigen langjährigen Partner (Alkoholiker) seit vier Monaten getrennt und hat nun mehrere Partner. Seit einem halben Jahr hat sie keine Periode mehr.

Nun kommt sie in meine naturheilkundlich, umweltmedizinisch und psychosomatisch orientierte Frauenarztpraxis, um Psyche, Hormonsystem und Stoffwechsel ganzheitlich behandeln zu lassen.

Diagnose: Die Krebsvorsorge weist auf eine starke Gebärmutterhalsentzündung (Streptokokken, Pilze, Chlamydien) hin, Zytodiagnostik: PAP II W. Der Farbdoppler-Ultraschall zeigt, dass Eierstöcke und Gebärmutter klein und schlecht durchblutet sind und die Vagina-Schleimhaut trocken ist. Es besteht Verdacht auf Östrogenmangel und vorzeitigen Wechsel. Die Hormonanalyse ergibt nicht vorhandene weibliche Hormone, Mangel an Gelbkörperhormon, stark erhöhtes Prolaktin (Hormon des Hypophysen-Hinterlappens: fördert Laktation), erhöhte FSH- und LH-Werte, stark erhöhtes Cortisol sowie kaum nachweisbares DHEA.

Der Befund aus dem infektiologischen Labor ist Hepatitis B, HIV negativ. Die Umwelt-Schadstoff-Analyse zeigt eine starke Belastung mit PCP, HCB, Lindan und Lösungsmitteln. Aus der Anamnese ergibt sich, dass Frau B. früher wohl mit schadstoffhaltigen Textilien viel Kontakt hatte.

Therapie: Die starke Gebärmutterhalsentzündung muss zunächst antibiotisch behandelt werden. Es geht nicht anders, weil sonst eine massive Beckenentzündung droht. Anschließend wird das Vaginalmilieu naturheilkundlich aufgebaut, erst mittels Garwa-Zäpfchen und dann Zäpfchen mit Milchsäure. Bei der Ursachenabklärung des erhöhten Prolaktin-Wertes ergibt sich ein behandlungsbedürftiger Hypophysen-Hinterlappen-Tumor.

Da das Immunsystem akut stark geschwächt ist, erfolgt zunächst eine intensive ambulante Immunstimulations-Kur über drei Wochen: Diese umfasst wöchentlich ein längeres psychosomatisches Gespräch, zwei bis drei Ozon-Eigenblut-Behandlungen, zwei bis drei Akupunktur-Sitzungen (mit psychisch ausgleichenden, immunstärkenden und hormonell ausgleichenden Punkt-Kombinationen) und jeweils zwei Colon-Immun-Stimulationstherapien (unter Zugabe von Hildegard-Wund- und Lymph-Mischungen, Symbionten- und Enzym-Mischungen sowie Antioxidantien-Mischungen). Nach drei Wochen werden die Intervalle zwischen den Therapien verlängert, d. h. nur noch eine Therapiesitzung pro Woche (Antioxidantien-Infusion, Ozon-Eigenblut-Therapie, Akupunktur, C.I.S.T.). Gegen den starken Östrogenmangel nimmt die Patientin hoch dosierte Isoflavon-Tabletten (Sojaextrakt) und Frauentropfen „Ö" (zyklisch), gegen die trockene Vagina Garwa-Vaginalzäpfchen und gleichzeitig eine Salbe mit natürlichem Progesteron sowie die Frauentropfen „G" (zyklisch). Die Neuroleptika-Dosis wird etwas reduziert, dafür werden zusätzlich hoch dosierte B-Vitamin-Komplex- und Johanniskraut-Präparate eingesetzt sowie das Hildegard-Anti-Depressionselixier, die Hildegard-Nerven-, Stärkungs- und Lymphtabletten höher dosiert (jeweils dreimal zwei Stück).

Verlauf: Die Psyche stabilisiert sich. Es kommt nach drei Wochen zu einer Periodenblutung, innerhalb von 12 Wochen ist der Zyklus wieder stabil (Temperaturmessung). Die Patientin raucht nicht mehr, nimmt insgesamt 12 kg zu (in $1/2$ Jahr). Der Hypophysen-Tumor wird um ein Drittel kleiner und die Prolaktinwerte gehen bis in den oberen Normalbereich zurück. Die Patientin fühlt sich fitter, sie nimmt derzeit nur noch ein Drittel der Neuroleptika-Anfangsdosis. Alle Hormonwerte sind zurzeit im Normbereich. Der Kinderwunsch ist momentan nicht aktuell. Darüber hinaus wird eine Entgiftungstherapie mit Hildegard-Leber-, Nieren-, Lymph-, Nerven- und Stärkungsmischungen sowie regelmäßigem Aderlass durchgeführt.

Angewandte Hildegard-Medizin

Komposita für den Magen

Die folgenden Komposita helfen gegen Appetitlosigkeit, stärken den Magen, harmonisieren die Verdauung und verbessern die Symbiose. Sie können diese bei Bedarf, wenn keine Gegenanzeigen bestehen und wenn nicht anders verordnet (am besten nach Rücksprache mit Ihrem Frauenarzt), anwenden.

Hildegard-Magen-Elixier, 500 ml

Ingwer	2 g
Galgant	2 g
Zitwer	2 g
Sanikelpulver	2 g
Ackerminze	2 g
Pfefferkraut	2 g
Dauwurz	2 g
Fenchel	4 g
Krauseminze	2 g
Honig	50 g
Weißwein	500 ml

Zubereitung: Alles mischen und mit dem Wein eine Abkochung herstellen.

Anwendung: Trinken Sie nach Rücksprache mit Ihrem Arzt ein- bis zweimal täglich 1 bis 3 Esslöffel zu den Mahlzeiten.

Ingwer

Bei Hildegard „ingeber", Physica 1-15: „... *sehr warm, ausgedehnt zerfließlich ... befeuchtet (wer in seinem Körper trocken ist) ... stärkt die Augen."*

Sanikel (Saft, Pulver)

„de sanicula" (warm, rein, angenehm, gesund), Physica 1-45: „ ... *heilt den kranken Magen und vertreibt Schleim."*

Ackerminze

„minori myntza" (mehr warm als kalt), Physica 1-77: „... *gegen kalten Magen."*

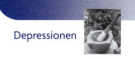

Depressionen

Pfefferkraut
„de pfefferkraut" (warm, feucht), Physica 1-38: „... *gegen schwaches Herz, kranken Magen, traurigen Sinn und für die Augen."*

Krauseminze
„de rossemyntza" (von mäßiger und scharfer Wärme), Physica 1-78: *„...verschafft gute Verdauung ... und gibt Speisen guten Geschmack."*

Dauwurz
„de dauwurtz" (warm, trocken), Physica 1-53: *„.... hat starke Kräfte ... ist rein von Natur ... reinigt Magen ... nimmt Nebel von Augen weg."*

Hildegard-Magen-Tabletten (50 Stück)

Ingwer	10 g
Galgant	10 g
Zitwer	10 g
Sanikelpulver	10 g
Ackerminze	10 g
Pfefferkraut	10 g
Dauwurz	10 g
Fenchel	20 g
Krauseminze	10 g

Zubereitung: Alles mischen, pulverisieren und zu Tabletten pressen.
Anwendung: Die Anwendung erfolgt individuell nach Rücksprache mit Ihrem Arzt.

Hildegard-Magensalbe

Hanf	0,25 g
Flohkraut	1,0 g
Salbeikraut	0,5 g
Weinraute	0,75 g
Tanne (Rinde,-blätter und -holz)	0,5 g
Ölbaum (Rinde und Blätter)	0,5 g
Espe (Saft aus Espenrinde und -holz)	0,5 g
Einige Tropfen Rosenöl	
Hypoallergene Salbengrundlage	auf 25 g

Angewandte Hildegard-Medizin

Anwendung: Individuell zur Magenstärkung und -reinigung. Reiben Sie Ihre Magenregion damit ein.

Hildegard-Maroni-Tabletten, 50 Stück

Kompositum bestehend aus 100 Gramm Kräutern:

Maronipulver	60 g
Süßholz	25 g
Engelsüß	15 g

Zubereitung: Alles mischen, pulverisieren und zu Tabletten pressen.
Anwendung: Nehmen Sie ein- bis dreimal täglich 1-3 Tabletten mit etwas Wasser oder Tee ein.

Süßholz

Bei Hildegard „de liquirico", Physica 1- 19: *„.... gemäßigt warm ... löscht die Wut im Gehirn. ...Bereitet klare Stimme, macht Sinn mild, erhellt Augen und erweicht den Magen zur Verdauung."*

Hildegard-Magen-Honigwurz-Kompositum, 100 g

Maronipulver	30 g
Süßholz	12,5 g
Engelsüß	7,5 g
Honig	50 g

Zubereitung: Mischen und pulverisieren Sie die Kräuter, Honig zugeben.
Anwendung: Individuell. Sie können das Magen-Honigwurz-Kompositum als Brotaufstrich auf Dinkel- oder Mischbrot essen.

Hildegard-Abführöl (100 ml)

Bertramsaft	1 g
Wegwarte (Saft)	0,25 g
Große Klette (Saft)	0,25 g
Fenchelsamen, pulv.	2 g
Galgant, pulv.	1 g
Diptam, pulv.	0,25 g
Habichtskraut, pulv.	0,25 g

TIPP

Maroni-Tabletten und Honigwurz-Kompositum stärken den Magen und fördern die Entgiftung, Reinigung und Entschlackung.

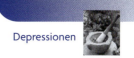

Depressionen

Krauseminze (Saft)	0,5 g
Lattich, pulv.	0,5 g
Wermut, pulv.	2 g
Olivenöl	auf 100 ml

Zubereitung: Mischen Sie die einzelnen Komponenten mit dem Öl.
Anwendung: Sie können das Abführöl pur einnehmen bzw. Salaten oder anderen Speisen zusetzen. Es dient zur Entgiftung, stärkt und harmonisiert den Darm.

Wegwarte
Physica 1-60: „… wer keine rechte Verdauung haben kann."

Lattich
Physica 1-90: „… bereitet gute Verdauung."

Hildegard-Abführtabletten (50 Stück)

Bertram	10 g
Wegwarte	5 g
Große Klette	5 g
Fenchelsamen	20 g
Galgant	10 g
Diptam	5 g
Habichtskraut	5 g
Krauseminze	10 g
Lattich	10 g
Wermut	20 g

Zubereitung: Alles mischen, trocknen, im Mörser pulverisieren und zu Tabletten pressen.
Anwendung: Nehmen Sie zur Darmsanierung ein- bis dreimal täglich 1 bis 2 Tabletten mit Tee oder Wasser zu den Mahlzeiten ein.

Hildegard-Abführ-Elixier (500 ml)

Bertramsaft	1 g
Wegwarte (Saft)	0,25 g
Große Klette (Saft)	0,25 g

INFO

Die Abführmittel (Öl, Tabletten und Elixier) eignen sich gut zur Entgiftung über den Gastro-Intestinal-Trakt.

Angewandte Hildegard-Medizin

Fenchelsamen	2 g
Galgant	1 g
Diptam	0,25 g
Habichtskraut	0,25 g
Krauseminze (Saft)	0,5 g
Lattich	0,5 g
Wermut	2 g

Zubereitung: Stellen Sie mit gutem Weißwein eine Abkochung her, ad 500 ml. Bei Leber-Stoffwechsel-Störungen Wein komplett abkochen lassen, damit kein Restalkohol zurückbleibt.

Anwendung: Individuell, trinken Sie zur Darmsanierung, Stärkung und Harmonisierung des Darms ein- bis dreimal täglich 1 bis 3 Esslöffel zu den Mahlzeiten.

Osteoporose

INFO

Im Zusammenhang mit Osteoporose entstehen volkswirtschaftliche Mehrkosten in Höhe von jährlich mehreren Milliarden Euro.

Ein Hauptproblem in den Wechseljahren ist die insbesondere durch den zunehmenden Östrogenmangel bedingte Osteoporose. Immer mehr Frauen (und zunehmend auch Männer) erkranken an Osteoporose. Bundesweit sind etwa 15 Millionen Menschen mehr oder weniger stark davon betroffen.

Bei Menschen, die an Osteoporose leiden, kommt es als Folge der höheren Anfälligkeit zu mehr Knochenbrüchen. Doch auch die Gelenke nutzen sich schneller ab und es treten vermehrt Schmerzen auf.

Darüber hinaus bringt die eingeschränkte Beweglichkeit eine Reihe von Begleitumständen mit sich: Weniger mobil sein bedeutet für viele gleichzeitig auch Isolation. Eine Situation, die wiederum sehr häufig zu Depressionen führt. Osteoporose beschleunigt den allgemeinen Alterungsprozess.

Prophylaxe ist besser als Therapie

Die beste Prophylaxe gegen Osteoporose ist eine regelmäßige und ausgeglichene Bewegung. Besonders gut ist ein so genanntes Erhaltungstraining. Dabei sollte eine Überbeanspruchung der Knochen vermieden werden.

Man sollte oft, aber jeweils nur kurzzeitig an die Sonne gehen. UV-Strahlen sind notwendig für den Vitamin-D-Stoffwechsel.

Sehr gut als Osteoporose-Prophylaxe eignen sich **Kneipp-Verfahren**, insbesondere Wechselduschen, Trockenbürsten und heißkalte Güsse. Durch Moorpackungen oder Fangoauflagen kann die Durchblutung erhöht werden. Bewährt haben sich auch Auflagen mit **heißen Heusäcken mit Hildegard-Kräutern**.

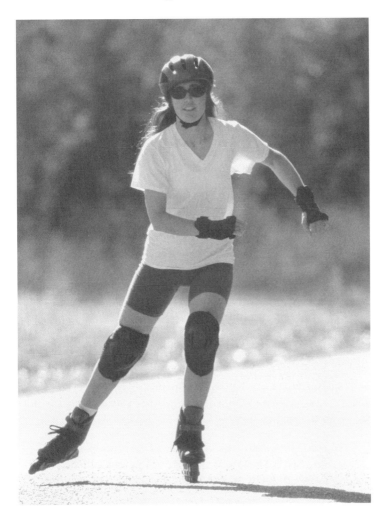

Regelmäßige Bewegung kann gegen Osteoporose vorbeugen

Angewandte Hildegard-Medizin

Schwaches Bindegewebe und Osteoporose

Zunächst empfiehlt sich eine Bindegewebs- und Osteoporose-Messung mit Ultraschall. Bindegewebsschwäche ist bereits im Frühstadium zu erkennen. Mit speziellen Therapien (Mineralien, Hormonen, Spezialinfusionen, Ozontherapien etc.) kann das Bindegewebe wieder deutlich verbessert werden.

Aus meiner Praxis

Krankengeschichte: K. W., 62 Jahre, Journalistin, übergewichtig, seit langem beruflicher Stress, seit etwa 14 Jahren Postmenopause. Sie hat seit 30 Jahren Morbus Crohn (entzündliche Darmerkrankung). Hinzu kommen chronische Migräne, Hautprobleme und Allergien, v. a. allergisches Asthma. Zustand nach Quecksilber-(Amalgam-)belastung. Es besteht ein familiäres Darm- sowie Brustkrebsrisiko (Onkel, Großvater Darmkrebs, Großmutter und Schwester Brustkrebs). Zudem klagt sie über ein Lenden- und Halswirbelsäulen-Syndrom und hat Bluthochdruck. Frau W. nimmt Betablocker. Es liegt eine Tendenz zum Typ-II-Diabetes (grenzwertig erhöhte Blutzuckerwerte) vor.

Diagnose: Bei der Krebsvorsorge zeigt sich starker Östrogenmangel im Vaginal- und Vulvabereich, Zytologie ist normal. Farb-Ultraschall-Doppler: Uterus und Eierstöcke sind klein und kaum durchblutet. Hormonstatus: Östrogene und Gestagene sind nicht vorhanden, LH und FSH stark erhöht, das Anti-Stresshormon Cortisol ebenfalls stark erhöht und DHEA (= Anti-Stresshormon) unter der Nachweisgrenze. Es ergibt sich eine starke Schilddrüsen-Überfunktion. IgFI, Wachstumshormon sowie Melatonin sind stark erniedrigt. Die Tumormarker CEA leicht erhöht. Die Osteoporose-Messung mit Ultraschall ergibt 75 %, d. h. eine ausgeprägte Osteoporose. Die Bindegewebsmessung zeigt ein mäßig bis schlecht durchblutetes Bindegewebe. Der Antioxidantien-Status weist auf stark erhöhten oxidativen Stress hin.

Therapie: Zur Behandlung von Morbus Crohn bei diabetischer Stoffwechsellage erfolgen jeweils zweimal 15 Colon-Immun-Stimulations-Therapien unter Zugabe von Hildegard-Wund- und Lymph-Mischungen, Symbionten- und Enzym-Mischungen sowie Antioxidantien-Mischungen. Gegen die Migräne wird Akupunktur angewendet und sie nimmt Hildegard-Nerven- und Lymph-Tabletten ein. Die Akupunktur wird gleichzeitig gegen Lenden- und Halswirbelsäulen-Syndrom und zum Stoffwechsel-Ausgleich (Dickdarm, Leber, Milz und Bauchspeicheldrüse) sowie zum Hormon-Ausgleich durchgeführt. Gegen den starken Östrogenmangel verordne ich ihr Isoflavon-Tabletten

(Sojaextrakt) plus Frauentropfen „Ö" und gegen die trockene Vagina Garwa-Vaginalzäpfchen. Als Vorbeugung gegen Brustkrebs und Gebärmutterschleimhaut-Krebs bekommt sie gleichzeitig eine Salbe mit natürlichem Progesteron und die Hildegard-Frauentropfen „G". Gegen Osteoporose und für das Bindegewebe erfolgt wöchentlich eine Ozon-Eigenblut-Therapie sowie eine Bindegewebs- und Lymphtherapie. Dazu nimmt sie Calcium-Vitamin-D-Biphosphonat-Präparate und verwendet äußerlich Hilarius-Salbe (morgens), die Schwefelsalbe (abends). Hin und wieder reibt sie sich mit Osteoporose-Tinktur ein. Es werden regelmäßig Infusionen mit Antioxidantien, Glutathion, Ascorbinsäure und B-Vitamin-Komplex durchgeführt. Für Herz und Kreislauf (Bluthochdruck) macht sie eine Kur mit Alfa-Liponsäure und Coenzym Q 10.

Verlauf: Die Patientin nimmt in sechs Monaten insgesamt 18 kg ab. Die Morbus-Crohn-Entzündungen sind milder, die Abstände zwischen den Schüben werden länger. Die Migräne tritt nur noch gelegentlich und leicht auf. Innerhalb eines Jahres verbessern sich die Knochenwerte um 10 %, die Bindegewebswerte um etwa 15 %. Die Vagina ist stärker östrogenisiert. Libido und Haut sind besser. Das allergische Asthma ist deutlich leichter und tritt nur noch bei starkem Stress auf und wenn gleichzeitig das Wetter umschlägt (Klimaveränderungen). Auch das Lenden- und Halswirbelsäulen-Syndrom bessern sich und der Blutdruck normalisiert sich. Die Patientin fühlt sich deutlich vitaler und fitter.

Therapieansätze im Sinne von Hildegard

In der Hildegard-Heilkunde finden sich verschiedene Ansätze zur Behandlung von Osteoporose.

Beinwell-Kur (S-Ü/91)

Beinwellwurzel, pulverisiert   50 g
Zubereitung: Verrühren Sie zwei bis vier Esslöffel der getrockneten und pulverisierten Beinwellwurzel in einer Schüssel und geben Sie eine kleine Menge Wasser hinzu, sodass ein Brei entsteht.
Anwendung: Machen Sie Umschläge mit dem Beinwellbrei. Dazu geben Sie den warmen Brei auf eine Binde und legen diese auf die zu behandelnde Stelle auf.

TIPP

Statt des Breis können Sie auch die Beinwell-Salbe verwenden. Zusätzlich empfiehlt sich, Beinwell als Tee zu trinken.

Angewandte Hildegard-Medizin

Beinwell (Frische Wurzel, frische blühende Pflanze, Kraut)

Bei Hildegard „de consolida" (kalt), Phys. 1-145.

Beinwell ist gut für Knochen und Gelenke: Es hilft vorbeugend und therapeutisch gegen Osteoporose sowie bei Knochenbrüchen. Zudem ist es ein wichtiges Wundheilmittel bei Blutergüssen, Eiterungen, Venenentzündungen sowie vor und nach Operationen.

Osteoporose-Salbe = Salbe des Hilarius (S-Ü/94)

Pfirsich (Blätter)	12,5 g
Wegrauke (Blätter, Kraut)	12,5 g
Basilienkraut (Kraut)	2 5 g
Wegerich (frische Blätter, Kraut)	2,5 g
Lorbeeröl	
Neutrale Salbengrundlage	100 ml

Zubereitung: Mischen Sie die Kräuter mit dem Lorbeeröl und der neutralen hypoallergenen Salbengrundlage.

Anwendung: Reiben Sie mehrmals täglich die betroffenen Stellen mit der Salbe ein.

Indikationen: Die Salbe empfiehlt sich vorbeugend und therapeutisch bei Osteoporose, Arthrose, allgemeinen Gelenkbeschwerden, Verlust von Knochen- und Gelenksubstanz sowie Knochen- und Gelenkschmerzen.

Nach Hildegards Angaben (Physica 3-58) ist „…. *diese Salbe mehr wert als Gold und Edelsteine.*" Sie nennt sie die „Salbe des Hilarius" und schreibt:

„*Hast du Brustschmerzen, Schmerzen in der Seite, in den Gelenken so nimm Pfirsichblätter (Fol. Amygdali pers.), von gleichem Gewicht Sysemera (Sisymbrium officinale, Wegrauke) und den dritten Teil der Sysemera Basilia (Basilienkraut, Darcunculus vulg.). Nimm dann Plantaginem (Wegerich, Plantago major L.), koche alles mäßig in Wasser, seihe alles durch und wringe das Tuch aus. Dann nimm Lorbeeröl (Laurus nobilis), zweimal so viel Hirschschmalz und den dritten Teil davon altes Fett und erwärme dies alles in genanntem Wasser mäßig in einer Schüssel, lass es kalt werden. Mache so eine Salbe. Wenn du die genannten Beschwerden hast, salbe dich dort ein, wo der Schmerz ist. Und du wirst es besser haben.*"

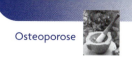

Osteoporose

Wegerich (Frische Blätter, Kraut)

Bei Hildegard „de plantagine" (warm und trocken), Physica 1-101: „... *gut für Knochen und Gelenke (wem ein Knochen durch Unfall zerbrochen wird.")*

Osteoporose-Tinktur (= Tinktur des Hilarius, S-Ü/94)

Pfirsich	ca. 100 g
Wegrauke	ca. 100 g
Basilienkraut	ca. 30 g
Wegerich	ca. 30 g
68 %iger Alkohol	auf 3 Liter

Hinweis

Die Salbe des Hilarius kann alternativ auch als Tinktur angewendet werden.

Zubereitung: Mischen Sie die Heilkräuter und setzen Sie die Kräutermischung mit drei Liter 68 %igem Alkohol an. Lassen Sie alles 10 Tage bei 20 Grad Wärme stehen. Anschließend pressen Sie die Kräuter aus und seihen sie ab.

Anwendung: Es ist sehr wirkungsvoll, wenn Sie die ausgepressten Kräuter als Wickel auf die besonders betroffenen Bereiche auflegen. Wenn Sie mit dieser Tinktur mehrmals täglich die Gelenke einreiben, betreiben Sie die beste Osteoporose-Prophylaxe.

Indikationen sind Osteoporose, Arthrose, allgemeine Gelenkbeschwerden, Verlust von Knochen- und Gelenksubstanz sowie Knochen- und Gelenkschmerzen.

Osteoporose-Umschläge (S-Ü/93)

Gut bewährt haben sich auch die Umschläge des Hilarius:

Pfirsich	22,5 g
Wegrauke	22,5 g
Basilienkraut	7,5 g
Wegerich	7,5 g

Zubereitung: Kräutermischung herstellen, im Wasser aufkochen lassen und durch ein Leinentuch abgießen.

Anwendung: Legen Sie die frisch zubereiteten Kräuterkompressen so heiß wie möglich auf die betreffenden Stellen auf.

Angewandte Hildegard-Medizin

Gutartige Brusttumoren

Bei der Mamma-Hypertrophie handelt es sich um eine über die Norm vergrößerte Brustdrüse. Die Hypertrophie kommt ein- oder beidseitig vor. Sehr verbreitet sind Brustzysten. Aufgrund neuester wissenschaftlicher Untersuchungen könnten Umweltschadstoffe eine mögliche (Teil-)Ursache dieser Zysten sein.

Sehr häufig ist die Mastopathie, eine gutartige Umbaureaktion der weiblichen Brust (= Mamma), die vorwiegend peri- und postmenopausal auftritt. Die Mastopathie ist heute die häufigste gutartige Erkrankung der Brust und tritt bei etwa 40 bis 50 Prozent aller Frauen auf. Die Mastopathie Grad 3 gilt bereits als Präkanzerose (Krebs-Vorstadium).

Stellt ein umweltmedizinisch orientierter Frauenarzt im Ultraschall Brustzysten fest, wird er nicht nur die Endokrinologie abklären, sondern darüber hinaus eine ausführliche Umweltanamnese machen.

Ergibt sich dabei der Verdacht, dass Umweltschadstoffe eine Rolle spielen könnten, sollte eine genaue Schadstoffanalytik und gegebenenfalls eine gezielte Ausleitungs- und Entgiftungstherapie begonnen werden.

Wissenswertes

Gestörtes Milieu

Zysten (in Brust, Ovarial, Schilddrüse, Leber, Bauchspeicheldrüse, Nieren etc.) deuten oft auf ein gestörtes Milieu und auf Umweltbelastungen hin. Dies gilt auch und vor allem für Eierstockzysten und Brustzysten. Nicht selten stellt man im Rahmen einer ganzheitlichen Anamnese fest, dass beispielsweise Ernährung mit schadstoffhaltigen Lebensmitteln oder das Vorhandensein von Amalgamfüllungen zu Zystenbildungen beitragen kann. Eine gesunde Ernährung und die Herdsanierung sind die ersten Schritte, um Zysten zu beseitigen.

Ernährung

- Lebensmittel sollten so wenig wie möglich behandelt sein. Pflanzliches Eiweiß, leicht gedünstet und schonend zubereitet (nicht zu viel Rohkost), ist empfehlenswert.

Gutartige Brusttumoren

- Vermeiden sollte man größere Mengen tierischer Eiweiße, minderwertige Fabrikmehle und Fabrikzucker, opulente Mahlzeiten, Dosenkost, Mikrowellenkost sowie Nahrungsmittel, die arm an Mineralien und Vitaminen sind.
- Eine minderwertige Ernährung kann auch zu chronischen Verstopfungen führen. Als indirekte Folgen davon können sich gestörte Leberfunktion, erschwerte Ausscheidung über die Nieren, Kopfschmerzen, unreine Haut, Blähungen (= Flatulenz), vermehrte Sekretion vor allem in Augen, Bronchien und Vagina etc. ergeben.

Phytotherapie

In meiner Facharztpraxis haben sich u. a. Heilpflanzenmischungen mit folgender Zielsetzung bewährt:
- Immunmodulierende Wirkung: z. B. Lymph-Elixier, Lymphtabletten, Stärkungstabletten, Lebertabletten und Nierentabletten
- Entgiftende Wirkung: z. B. Lebertabletten, Nierentabletten, Lymphtabletten und Nerventabletten
- Hormonausgleichende Wirkung: z. B. Frauentropfen „Ö", Frauentropfen „G", Myom-Elixier, Mörkrut-Tee, Mörkrut-Tabletten, Mörkrut-Elixier und Paffum-Tropfen
- Schmerzstillende Wirkung: Salbe des Hilarius etc.

Alternative Therapiemöglichkeiten

Aus dem Bereich der klassischen Homöopathie haben sich u. a. folgende Mittel bewährt: Asteris, Bellis, Calcium carbonicum, Calcium jodatum, Conium, Follikolin, Lac Caninum, Phytolacca, Pulsatilla.

Aus meiner Praxis

Krankengeschichte: A. R., 28 Jahre, Web-Designerin, leidet an starker Mastopathie. Es besteht familiäre Mastopathie sowie ein familiär erhöhtes Brustkrebs-Risiko (zwei Tanten, beide Großmütter). Ihre ältere Schwester hat ebenfalls sehr knotige Brust (zwei Gewebsproben waren gutartig, ausgeprägte Mastopathie). Die Patientin gibt an, dass die Brust, besonders prämenstruell, sehr stark schmerzt. Zahlreiche Therapieversuche mit diversen Pillen waren wenig erfolgreich, ebenso alle bisherigen homöopathischen Therapieversuche. Ein richtiger Hormonstatus

139

wurde bisher nie gemacht, mehrere Mammografien, aber kein Farb-Ultraschall.

Diagnose: Bei der Untersuchung (erste Zyklushälfte) tastet sich das Gewebe sehr knotig. Der Ultraschall-Farb-Doppler weist beidseits mehrere stark durchblutete, sehr dichte (nicht primär krebsverdächtige) Areale auf, vereinbar mit einer ausgeprägten Mastopathie. Die Hormonanalyse ergibt einen relativen Östrogenüberschuss bei starkem Gestagenmangel und relativ erhöhten Testosteron-Werten. LF und FSH sind niedrig, Prolaktin normal. Es liegt eine Schilddrüsen-Überfunktion vor.

Therapie: Die Patientin reibt sich morgens mit der Hildegard-Lymphsalbe ein und abends mit natürlicher Gestagensalbe. Zudem nimmt sie die Hildegard-Frauentropfen „G" und Lymph-Tabletten. Es erfolgen regelmäßiger Aderlass, Akupunktur mit hormonell ausgleichenden Punktkombinationen sowie zusätzlich eine Bindegewebs- und Lymphtherapie.

Verlauf: Die starken prämenstruellen Beschwerden gehen innerhalb von zwei Zyklen beträchtlich zurück. Die Brust ist nicht mehr so knotig und die Gestagenwerte normalisieren sich. Eine engmaschige Kontrolle der Brust ist dennoch erforderlich. (Inzwischen wurde übrigens auch die Schwester nach demselben Schema behandelt: Sie ist seit rund einem ¾ Jahr beschwerdefrei.)

Ausscheidungs- und Entgiftungsmittel

Bei umweltschadstoffbedingten Mastopathien oder Mastodynien sollten zusätzlich endokrin wirksame Pflanzen mit entgiftender und ausscheidungsfördernder Wirkung gegeben werden. Dabei haben sich in meiner Praxis aus dem Bereich der Hildegard-Heilkunde folgende Komposita bewährt:

Bitte beachten

Fragen Sie Ihren Frauenarzt

Falls keine Gegenanzeigen bestehen und wenn nicht anders verordnet, können Sie diese Mittel nach Rücksprache mit dem Frauenarzt anwenden.

Stärkungselixier (S-Ü/90)

Das Stärkungselixier (die Rezeptur finden Sie bei Wechselbeschwerden) empfiehlt sich bei allgemeinen Schwächezuständen, Kreislaufbeschwerden und leichten Schlafstörungen.

Anwendung: Nehmen Sie abends vor dem Schlafengehen einen Esslöffel des Elixiers ein.

Lymph-Elixier (S-Ü/91)

Das Lymph-Elixier wird (genau wie Lymphpulver, Lymphtabletten und Lymphsalbe) als Basis-Therapeutikum zur Stärkung des Lymphsystems verordnet.

Alle Lymphmittel sind in der Krebs- und Immuntherapie einsetzbar, jedoch nur nach Rücksprache mit einem erfahrenen Therapeuten und nur in Ergänzung zur schulmedizinischen Therapie (!). Dabei handelt es sich um Komposita aus Hildegard-Kräutern, die sich zur Aktivierung und Unterstützung des Lymphsystems bewährt haben. Die Rezepturen finden Sie bei Endometriose.

Lebertabletten

Zimt	0,4 g
Ysop	0,4 g
Maulbeere	0,8 g
Fenchel	1,0 g
Hirschzunge (Farn, Kraut)	2,0 g
Brunnenkresse	0,6 g
Lavendel	1,2 g
Süßholz	0,4 g
Mariendistel	2,0 g
Langer Pfeffer	0,4 g

Zubereitung: Alle Kräuter mischen, pulverisieren und zu Tabletten pressen.

Anwendung: Individuell, je nach Anweisung des Arztes. Sie können ein- bis dreimal täglich 1 Tablette im Mund zergehen lassen.

TIPP

Tabletten und Elixier stärken die Leber und fördern die Entgiftung über die Leber.

Hildegard-Leberelixier, 500 ml

Das Kompositum enthält folgende Leberkräuter:

Lavendel (Blüten)	3,5 g
Hirschzunge (Farn, Kraut)	5 g
Langer Pfeffer	1 g

Angewandte Hildegard-Medizin

Ysop (Kraut)	1 g
Zimt-Rinde	1 g
Süßholz	1 g
Fenchel	2,5 g
Brunnenkresse	1,5 g
Mariendistel	5 g
Maulbeere	2 g
Honig	50 g
Weißwein	auf 500 ml

Zubereitung: Kochen Sie die Kräuter mit Weißwein ab (Restalkohol weniger 3 %).

Anwendung: Individuell, je nach Anweisung des Arztes. Nehmen Sie zwei- bis dreimal täglich 1 Esslöffel vor dem Essen ein. Das Elixier empfiehlt sich bei geschwollenen Lymphknoten, Lymphstau und zur Unterstützung aller lymphatischen Organe.

Wilder Lavendel (Blüten)

Physica 1-25: „de spica" (warm, trocken): *„... seine Wärme ist gesund, er mildert Schmerzen der Leber und Lunge, Dämpfigkeit der Brust und bereitet reinen Verstand."*

Hirschzunge

„de hirtzung" (warm), Physica 1-30: *„... nützt Leber und Lunge und schmerzenden Eingeweiden."*

Langer Pfeffer

Physica 1-30, mit Hirschzunge, Zimt und Honig: *„... nützt Leber und Lunge und Eingeweiden."*

Ysop

„de hysoppo" (trocken, gemäßigt warm), Physica, 1-65: *„... reinigt den kranken Schaum der Säfte ... wenn die Leber infolge Traurigkeit krank ist."*

Ysop ist hervorragend in Komposita. Bei zu starker Libido kann man ein Kompositum aus Odermennig, Bachminze, Kubebe, Wegerich und Ysop versuchen.

Hinweis

Von Ysop erntet man das obere zarte blühende Kraut.

Süßholz

Physica 1-65, mit Fenchel und Zimt: „.... *macht die Leber querck und reinigt die Lunge ... wer in Leber und Lunge Schmerzen hat ... wenn die Leber infolge Traurigkeit krank ist.*"

Mariendistel (Samen, Tinktur, Extrakt, Urtinktur)

Physica 1-206: „... *hat die Kälte in sich, die vom Tau ist, und sie ist sehr nützlich.*"

Die Mariendistel ist eine wichtige Heilpflanze zur Leberstärkung und für Komposita zur Herzstärkung.

Fünffingerkraut

„de funffblat" (sehr warm, Saft hat mäßige Feuchtigkeit), Physica 1-55.

Fünffingerkraut ist gut gegen Fieber und eignet sich als Kompositum gegen Fieber und für die Leber.

Hildegard-Nierentabletten (100 Stück)

Pfaffenhütchen (Asche der Rinde)	2 mg
Weinraute (Blätter)	25 mg
Wermut (Kraut)	25 mg
Nelke (Blüten)	25 mg

Zubereitung: Alles mischen, pulverisieren und zu Tabletten pressen.
Anwendung: Zur Unterstützung der Nierenfunktion können Sie ein- bis dreimal täglich 1 Tablette im Mund zergehen lassen oder mit Wasser einnehmen.

Pfaffenhut (Asche der Rinde)

Physica, Portmann, 3-34: „... *Entwässerungsmittel, zum Unterstützen der Nieren, ... für den, der die Wassersucht hat.*"

Wermut

Bei Hildegard: „de wermuda" (sehr warm und kräftig), Physica, Portmann 1-109: „... *sehr warm und kräftig ... unterdrückt, mit Honig und Wein, die Nierenschmerzen.*"

Wermut ist der wichtigste Meister gegen alle Erschöpfungen.

Angewandte Hildegard-Medizin

Nieren-Elixier (500 ml)

Pfaffenhütchen (Asche der Rinde)	0,25 g
Weinraute (Blätter)	2,5 g
Wermut (Saft)	3,5 g
Nelke (Blüten)	4,0 g
Weißwein	500 ml

Zubereitung: Mischen Sie alles und mit Weißwein abkochen (Restalkohol weniger 3 % auf 500 ml).
Anwendung: Individuell, je nach Anweisung des Arztes. Trinken Sie zwei- bis dreimal täglich 1 Esslöffel vor dem Essen. Das Elixier empfiehlt sich zur Unterstützung der Nieren.

Blasen-/Nieren-Salbe (S-Ü/93)

Die Rezeptur hierzu finden Sie bei Zystitis.
Anwendung: Reiben Sie mit der Blasen-/Nieren-Salbe nach Hildegard mehrmals täglich, vor allem abends vor dem Schlafengehen, die betreffenden Stellen ein.

Hildegard-Nerventabletten (Kompositum, 50 Stück)

Veilchen	1 g
Galgant	1 g
Süßholz	1 g
Muskatnuss	1 g
Zimt	1 g
Nelken	1 g
Flohsamen	1 g

Zubereitung: Stellen Sie eine Pulvermischung her und pressen Sie daraus Tabletten.
Anwendung: Individuell, zur Stärkung der Nerven, bei Stress, Ärger, Konflikten und bei schadstoffbedingten Nervenfunktionsstörungen.

Veilchen

„de viola adorata" (zwischen warm und kalt), Physica 1-103: „... *gut gegen Verdunkelung der Augen, gegen durch Melancholie geschädigte Lunge, Schwere im Kopf. Kompositum für Salbe gegen Krebse, die Fleisch zerfressen, und Geschwüre im Körper.*"

Muskatnuss

Bei Hildegard: „nuce muscata", Physica 1-21: „... hat große Wärme, öffnet Herz, reinigt Sinn und bringt guten Verstand."

Hildegard-Nervenelixier, 500 ml

Veilchen	1 g
Galgant	1 g
Süßholz	1 g
Muskatnuss	1 g
Zimt	1 g
Nelken	1 g
Flohsamen	1 g
Honig	50 g
Weißwein	500 ml

Zubereitung: Alle Heilpflanzen mischen und mit Weißwein eine Abkochung herstellen.

Anwendung: Individuell, zur Stärkung der Nerven, bei Stress, Ärger, Konflikten und bei schadstoffbedingten Nervenfunktionsstörungen, z.B. ein- bis dreimal täglich 1 bis 3 Esslöffel zu den Mahlzeiten trinken.

Hildegard-Nervenkekse

Veilchen	1 g
Galgant	1 g
Süßholz	1 g
Muskatnuss	1 g
Zimt	1 g
Nelken	1 g
Flohsamen	1 g
Dinkelmehl	auf 500 g

Zubereitung: Stellen Sie eine Pulvermischung her und mischen diese mit dem Dinkelmehl. Nehmen Sie die üblichen Backzutaten und backen aus dem Teig Kekse.

Anwendung: Individuell, zur Stärkung der Nerven, bei Stress, Ärger, Konflikten und bei schadstoffbedingten Nervenfunktionsstörungen.

Essen Sie bis zu dreimal täglich (100 Gramm) von den Keksen und trinken dazu Tee oder Mineralwasser.

Hinweis

Mischungsverhältnis: Sie brauchen 7 g Kräuter auf 500 g Mehl.

Angewandte Hildegard-Medizin

Myome in der Gebärmutter
(Uterus myomatosus)

Uterus myomatosus, kurz als Myom bezeichnet, ist meist eine gutartige Geschwulst des Muskelgewebes. Man findet Myome ganz besonders häufig in der glatten Muskulatur der Gebärmutterwand. Generell ist bei jedem Myom mittels Ultraschall und ggf. auch mit weiterführenden diagnostischen Maßnahmen zu prüfen, ob es sich nicht um einen bösartigen (= malignen) Prozess handelt.

In meiner Facharztpraxis ist die Behandlung von Myomen ein spezieller Schwerpunkt. Wöchentlich werden etwa 10 bis 15 Patientinnen wegen Myomen – wenn möglich – konservativ behandelt. Das heißt, es wird versucht eine Operation zu vermeiden. Bei Myomen bis zu 5 cm Durchmesser verlaufen etwa zwei Drittel der Behandlungen erfolgreich.

Beschwerden und Diagnostik

Je nach Lage des Myoms bzw. der Myome treten unterschiedliche Beschwerden auf: Unterbauchschmerzen, verlängerte und verstärkte Regelblutung; Probleme und Schmerzen bei Geschlechtsverkehr und Stuhlgang, Verstopfung; geschwächtes Immunsystem, keine Ovulation; Störungen im Hormonsystem (meist zu wenig Gelbkörper-Hormone, Gestagen- bzw. Progesteron-Mangel), vermindertes DHEA (= Anti-Stress- bzw. Anti-Aging-Hormon) sowie in vielen Fällen meist zu viele männliche Hormone (z. B. freies Testosteron), oft gestörte Melatonin-Produktion etc.

Die Folge davon sind eine reduzierte Immunabwehr, geringere Belastbarkeit, Schlafstörungen und gestörtes Wohlbefinden.

Zunächst sind fachärztlich Größe, Lage und Beschaffenheit der Myome festzustellen. Mittels Spezial-Farb-Doppler-Ultraschall kann man die Durchblutung feststellen und dokumentieren. Zusätzlich können Hormon- und Immunstatus sowie Umweltschadstoff-Belastungen gemessen werden.

146

Umweltmedizinische Zusammenhänge

Eine Vielzahl neuerer Studien belegt, dass Umweltgifte das Wachstum von Myomen auslösen und fördern können.

Falls dies der Fall ist und Umweltschadstoffe oder andere Giftstoffe direkt oder indirekt zum Myomwachstum beigetragen haben, muss der gesamte Organismus zunächst davon entgiftet und befreit werden. Dazu kann und muss eine gezielte Schadstoffanalytik erfolgen. Wird richtig entgiftet und ausgeleitet, werden die Myome nicht selten von selbst kleiner.

Therapie

Die moderne umweltmedizinisch und psychotherapeutisch orientierte Gynäkologie integriert in die ganzheitliche Myom-Therapie auch und vor allem seelische Aspekte. Viele Myome sind im übertragenen Sinn „Verhärtungen", die mitunter durch seelische Faktoren wie Stress, Ärger, Konflikte sowie „Hart-sein-sich-selbst-gegenüber" gefördert werden.

Mögliche Therapieansätze sind: Sinn finden und leben, verzeihen lernen, loslassen können, Seele entgiften, Gefühle zulassen und wahrnehmen sowie Emotion und Intellekt harmonisieren.

Zusätzlich zu dieser Lebensberatung muss das Hormonsystem optimiert werden. Wenn möglich, sollte dies mit einem Naturheilverfahren aus dem Bereich der Homöopathie, Phytotherapie, Akupunktur etc. erfolgen.

Zudem empfehle ich im Rahmen einer ganzheitlichen Myom-Therapie das Immunsystem mit einer Ozon-Eigenblut-Therapie zu stärken.

> **TIPP**
>
> *Eine ausführliche Beratung der Patientin im Hinblick auf Lebensweise, einschließlich Ernährung, sollte immer Teil eines langfristig erfolgreichen Therapiekonzepts sein.*

Therapieansätze nach Hildegard

Neben dem schulmedizinischen konservativen Konzept mit Hormontherapie haben sich in meiner Facharztpraxis eine Reihe von phytotherapeutischen Komposita aus der Hildegard-Heilkunde als hilfreich erwiesen. Hier zunächst die wichtigsten Heilpflanzen, die für gestagenotrope Komposita gegen Myome individuell eingesetzt werden (siehe auch Abschnitt „Wechseljahre" über Heilpflanzen).

Angewandte Hildegard-Medizin

Mönchspfeffer (Mönchskraut, Blätter)

Bei Hildegard „Mörkrut", Vitex agnus castus, 1-148: „... *Das Mörkrut ist eine Erquickung des Menschen ...*")

Heute ist das Mönchskraut sehr gut untersucht. Man weiß um die gute krampflösende, teilweise blutstillende, Gebärmutter und Eierstöcke beruhigende Wirkung. Gemeinsam mit Ringelblume und Arnika wird es in vielen Rezepturen, vor allem gegen Wechselbeschwerden, eingesetzt.

Frauenmantel
(Junge getrocknete Blätter der blühenden Pflanze)

Bei Hild. „Psaffo" bzw. „Paffo" von pallium femininum, Physica 1-218.

Durch wissenschaftliche Untersuchungen ist heute die blutstillende, harntreibende und entschlackende Wirkung des Frauenmantels bekannt.

Der Frauenmantel ist eine wichtige Heilpflanze für Komposita im gynäkologischen Bereich. Sehr gut bewährt haben sich Komposita mit Frauenmantel, die einen gestagenotropen Effekt haben, wie Mörkrut-Elixier, Mörkrut-Tropfen oder Paffum-Tropfen.

Steinsamen (Wurzelkonzentrat)

Bei Hild. „Lanaria", Lithospermum, R1-207, R3-199: „*Wer innerlich im Körper durch Geschwüre der Eingeweide Schmerzen leidet.*"

Schafgarbe (Blühende Spitzen)

Heute ist die krampflösende, blutstillende sowie Gebärmutter und Eierstöcke beruhigende Wirkung gut untersucht.

Weinraute (Blätter)

Bei Hildegard „Rutha", lat. Ruta graveolens, 1-64: „*... wenn ein Mensch bisweilen in den Nieren und Lenden Schmerzen hat, ... unterdrückt die unrechte Hitze des Blutes.*" Causae et curae: gegen Nierenschmerzen.

Bitte beachten

Fragen Sie Ihren Frauenarzt

Falls keine Gegenanzeigen bestehen und wenn nicht anders verordnet, können Sie diese Rezepte (am besten nach Rücksprache mit dem Frauenarzt) wie jeweils angegeben anwenden.

Myome in der Gebärmutter

Mörkrut-Tabletten, 100 g (S-Ü)

Mönchspfeffer	20 g
Frauenmantel	20 g
Schwertlilie	5 g
Steinsamen (Wurzelkonzentrat)	5 g
Kamille	10 g
Rainfarn	20 g
Weinraute	10 g

Zubereitung: Die Kräuter mischen, pulverisieren und zu Tabletten verarbeiten.

Anwendung: Nehmen Sie ein- bis dreimal täglich 1 bis 3 Tabletten mit etwas Wasser oder Tee zu den Mahlzeiten ein.

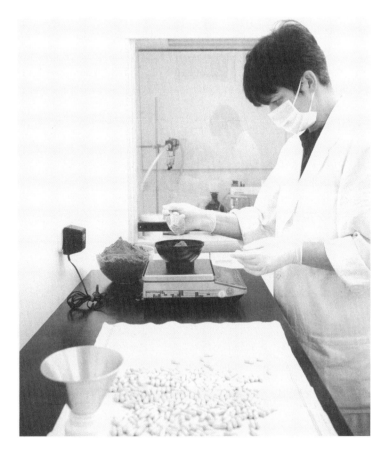

Nur die richtige Dosierung kann Hilfe bringen

Angewandte Hildegard-Medizin

Mörkrut-Elixier (500 ml)

Mönchspfeffer	10 g
Frauenmantel	10 g
Schwertlilie	2,5 g
Steinsamen, Wurzelkonzentrat	2,5 g
Schafgarbe	5 g
Kamille	5 g
Rainfarn	10 g
Weinraute	5 g
Guter reiner Honig	50 g
Weißwein	500 ml

Zubereitung: Heilkräuter mischen, in den Mörser geben und mit dem Weißwein abkochen. Bewahren Sie das Elixier in einem lichtgeschützten Gefäß auf.

Anwendung: Sie können ein- bis dreimal täglich $^1/_2$ bis 1 Likörglas nach den Mahlzeiten einnehmen.

Myom-Elixier (S-Ü/91)

Gundelrebe	2,0 g
Dill	2,0 g
Schafgarbe	3,0 g
Zitwer	1,0 g
Gewürznelken	2,0 g
Sellerie	1,0 g
Frischer reiner Honig	50,0 g
Weißwein	500,0 ml

Zubereitung: Kräuter mischen und in gutem Weißwein abkochen.
Anwendung: Nehmen Sie ein- bis dreimal täglich $^1/_2$ bis 1 Esslöffel des Elixiers nach den Mahlzeiten ein.

Wesentliche ganzheitliche Therapieansätze

- Durch eine gezielte Kombination aus Phytotherapeutika und Hormon-Präparaten können Sie bei kleineren harmloseren Myomen u. U. eine Operation vermeiden.

Myome in der Gebärmutter

- Häufig kann die Einnahme des Myom-Elixiers das Wachstum bremsen oder kleinere Myome bilden sich zurück.
- Achten Sie auf eine konsequente, ausgewogene, schadstoffarme und mineralstoffreiche Diät.
- Bei verstärkter und verlängerter Menstruation können – nach Rücksprache mit dem Frauenarzt und falls keine Gegenanzeigen bestehen – das Metrorrhagie-Elixier, Menometrorrhagie-Elixier bzw. individuell ausgetestete Heilkräutermischungen und -umschläge eingesetzt werden.
- Sehr gut bewährt haben sich ergänzend physikalische Verfahren und Kneipp-Verfahren.
- Nehmen Sie regelmäßig Bäder, ansteigende Kreislauffußbäder sowie Bürsten- und Luftbäder.

Erfolgsaussichten

In jedem Fall hängt der Therapieerfolg entscheidend von der Größe und Lage der Myome ab. Bei größeren Myomen, die auf eine Hormontherapie nicht ansprechen, die ggf. auf Blase und/oder Darm drücken, die schnell wachsen und möglicherweise nicht definitiv gutartig sind, ist die operative Abklärung unumgänglich.

TIPP

Erfahrungen der letzten Jahre zeigen, dass sich kleinere Myome sehr häufig zurückbilden.

Angewandte Hildegard-Medizin

Gutartige Ovarialtumoren

Nicht selten bilden sich gutartige (benigne) Geschwülste an den Eierstöcken. Am häufigsten sind dabei Zysten. Darunter versteht man mit Flüssigkeit gefüllte Hohlräume im Inneren der Eierstöcke. Häufig kommen auch so genannte Dermoidzysten vor, die anstatt mit Flüssigkeit mit Zähnen, Haaren etc. gefüllt sind.

Ursachen

Eine einzelne Ursache für Ovarialzysten gibt es nicht. Man diskutiert, ob künstliche Hormone mit sehr niedriger Dosierung zur Ausbildung von Eierstockzysten beitragen können. Ob dies unter dem Einfluss des Follikelhormons (FSH) geschieht, d. h. während der ersten Phase des Zyklus, oder unter dem Einfluss des Luteinhormons (LH) in der zweiten Phase, ist unklar.

Es kann sein, dass eine Zyste zyklusabhängig größer und kleiner wird. Man spricht in diesem Fall von einer funktionellen Zyste. Eierstockzysten werden meist zufällig bei der routinemäßigen Kontrolluntersuchung festgestellt. Gelegentlich treten sie auch in Zusammenhang mit verstärktem Ausfluss, Problemen mit der Menstruation oder dem Zyklus (prämenstruelle Anzeichen) auf. Nicht selten sind sie auch mit Schmerzen im kleinen Becken verbunden.

Ein Sonderfall ist das PCO-Syndrom, das bereits bei den Zyklusstörungen behandelt wird. Aufgrund neuester wissenschaftlicher Untersuchungen ist davon auszugehen, dass Lösungsmittel und Pestizide, wie DDT, HCH, polychlorierte Biphenyle (PCBs), aber auch verschiedene Schwermetalle eine große Rolle bei der Entstehung spielen können.

> **INFO**
>
> *Ein solch künstliches Hormon ist z. B. die Mikropille, die einen sehr geringen hemmenden Effekt auf die Hypophyse hat.*

Ganzheitliche Therapie

Zunächst muss bei allen Ovarialzysten unbedingt ein maligner Prozess ausgeschlossen werden. Falls es sich um benigne Tumoren handelt, kann u.a. differenzialdiagnostisch unterschieden werden zwischen:

- Chronisch-entzündlichen Prozessen
- Endometriose

Gutartige Ovarialtumoren

- Frühes Stadium einer Extrauteringravidität, also einer Schwangerschaft außerhalb der Gebärmutter, etc.

Wenn die Diagnose gutartiger Ovarialtumor feststeht, kann zunächst unter strenger schulmedizinischer Beobachtung eine Therapie ohne Operation versucht werden. Dabei bietet sich je nach Ursache und Art des Tumors eine ganzheitliche Phytotherapie an.

Hinweis

In jedem Falle sollte der Facharzt konsultiert werden.

Ganzheitliche Phytotherapie im Sinne von Hildegard

- Falls gutartige Ovarialtumoren in der Prämenopause mit Amenorrhö oder Oligomenorrhö einhergehen, können östrogenwirksame oder allgemein zyklusharmonisierende Hildegard-Komposita eingesetzt werden.
- Falls ein gutartiger Ovarialtumor prämenopausal mit Menorrhagien oder Menometrorrhagien einhergeht oder es sich um gutartige Ovarialtumoren mit Dysmenorrhö und neurovegetativen Störungen, begleitet von Krämpfen und Schmerzen handelt, können in jedem Falle gestagenwirksame Hildegard-Rezepturen angewandt werden.
- Zusätzlich können lokale Einreibungen von Kreuzbein und Unterbauch mit entsprechenden ätherischen Ölen versucht werden.
- Ergänzend können Therapeutika für die Harnwege eingesetzt werden.
- Bestens bewährt haben sich Komposita aus der Hildegard-Heilkunde, wie das Blasen-/Nierenelixier (S-Ü/91), die Blasen-/Nierenkräuter (S-Ü) und die Blasen-/Nierentinktur (S-Ü).

Aus meiner Praxis

Krankengeschichte: S. F., 27 Jahre, Sekretärin, kommt wegen chronischem PMS. Ihr Zyklus ist unregelmäßig, die Periode sehr schmerzhaft, auch im Bereich Darm, Blase und ganzes Becken. Sie beklagt seit vielen Jahren ein ausgeprägtes prämenstruelles Syndrom mit starken Unterbauchschmerzen, Übelkeit, Kopfweh, Unwohlsein, Leistungsverminderung und Unausgeglichenheit.

153

Angewandte Hildegard-Medizin

(Bisher führten Kollegen keine Hormonanalyse durch.) Seit dem 14. Lebensjahr verhütet sie mit verschiedenen Pillen (Mikro-Pille, Mini-Pille, Drei-Stufen-Pille), wobei das PMS nie richtig weg war. Eine Bauchspiegelung vor ca. drei Jahren hatte Endometriose ergeben, die teilweise entfernt wurde. Eine Hormontherapie mit synthetischen Gestagenen hat sie ganz schlecht vertragen: Es kam zu Gewichtszunahme, Besenreisern, Krampfadern, Wassereinlagerungen und Depressionen. Sie will auf keinen Fall erneut Hormone nehmen und sie will auch nicht mehr operiert werden. Eine Antikonzeption ist derzeit nicht nötig.

Diagnose: Vagina und Muttermund sind unauffällig. Der Tastbefund ergibt vergrößerten Eierstock links mit Verdacht auf weitere Resistenzen vor und hinter der Gebärmutter. Die Farb-Ultraschall-Untersuchung zeigt eine über vier Zentimeter große Zyste links, vereinbar mit einer großen Endometriosezyste. Es besteht kein Verdacht auf akute Entzündung oder bösartigen Tumor. Zwischen Gebärmutter und Darm sowie zwischen Gebärmutter und Blase zeigen sich im Ultraschall zusätzlich ausgedehnte endometrioseverdächtige Herde: Endometriose mit Beteiligung von Darm und Blase ist sehr wahrscheinlich. Bei der Hormon-Analyse ergibt sich starker Gestagenmangel und Testosteron-Überschuss. Die Östrogene sind normal, Cortisol erhöht, DHEA vermindert, LH, FSH, Prolaktin und Schilddrüse normal.

Therapie: Die Patientin beginnt eine ganzheitliche Endometriosetherapie: Entgiftung mit Leber-, Nieren-, Lymph-, Nerven-Tabletten. Zusätzlich nimmt sie Hildegard-Frauentropfen „G", Mörkrut-Elixier sowie Mörkrut-Tropfen. Es erfolgen regelmäßiger Aderlass und eine hormonregulierende Akupunktur.

Verlauf: Innerhalb von vier Zyklen reduzieren sich die Beschwerden deutlich. Die Hormonwerte bessern sich, gute Gestagenwerte. Im Ultraschall ist bereits nach acht Wochen ein Rückgang der Endometriose-Herde nachweisbar. Die regelmäßige Einnahme der Hildegard-Mittel führt zu Beschwerdefreiheit.

Nach einem Jahr nimmt die Patientin nichts mehr ein und beendet die Akupunktur. Ein halbes Jahr später stellen sich die Beschwerden wieder ein wie früher. Frau F. kommt erneut in die Sprechstunde. Die Untersuchung zeigt: Ein Rückfall (= Rezidiv), vor allem auch im Bereich von Darm und Blase, ist aufgetreten. Stuhlgang und Wasserlassen sind prämenstruell sehr schmerzhaft.

Fortsetzung der Therapie: Die Therapie wird nach dem bewährten Schema wieder aufgenommen. Eine leichte Besserung zeigt sich bereits beim nächsten Zyklus, eine deutliche Besserung nach drei Zyklen. Außerdem wird wegen der Darmbeschwerden eine Colon-Immun-Stimulationstherapie (Zusätze: Kräuter-

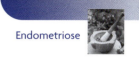

Endometriose

Mischungen, u. a. Mörkrut- sowie Paffum-Kräuter und Symbionten) durchgeführt. Die Darmbeschwerden verschwinden vollständig. Derzeit kommt die Patientin alle zwei Wochen zur Akupunktur, alle drei Monate zum Aderlass und nimmt die Hildegard-Mittel weiter. Sie fühlt sich topfit.

Endometriose

Unter Endometriose versteht man das Vorkommen von Endometrium, also von Gebärmutter-Schleimhautgewebe, außerhalb der Gebärmutterhöhle (= Cavum uteri). Endometriose geht einher mit starken Unterbauchschmerzen, vor allem prä- und perimenstruell, mit Schmerzen beim Geschlechtsverkehr, Stuhlgang und häufig mit Obstipation.

Phytotherapie

Gerade bei der chronisch therapieresistenten Endometriose gibt es in der Umweltmedizin gute und erfolgreiche Therapieansätze, welche die schulmedizinische Therapie sinnvoll ergänzen können. Ein wesentliches Ziel der Phytotherapie kann und muss beim Vorhandensein von kausal wirkenden Schadstoffen die Entgiftung und Ausleitung sein. Im Rahmen einer solchen Entgiftung und Ausleitung haben sich folgende Heilmittel bewährt:

Lymph-Elixier (S-Ü/91)

Akelei (Kraut)	0,5 g
Gundelrebe (Kraut)	2,5 g
Liebstöckel (Kraut)	2,5 g
Dill (Kraut)	2,0 g
Schafgarbe (Kraut)	2,5 g
Honig	50 g
Weißwein	500 ml

Angewandte Hildegard-Medizin

Zubereitung: Mischen Sie die Kräuter und kochen diese zusammen mit dem Weißwein ab. Bei Leberstoffwechsel-Störungen Wein komplett abkochen lassen, damit kein Restalkohol zurückbleibt.
Bewahren Sie das Elixier in einem lichtgeschützten Gefäß auf.
Anwendung: Je nach Anweisung des Arztes. Sie können z. B. zwei- bis dreimal täglich 1 Esslöffel vor dem Essen einnehmen.
Das Elixier empfiehlt sich bei folgenden Indikationen: geschwollene Lymphknoten, Lymphstau und zur Unterstützung aller lymphatischen Organe.

Akelei

„de agleya" (kalt), Physica, 1-132: „*... wem Skropheln zu wachsen beginnen."*

Gundelrebe (Kraut)

Bei Hildegard „de gunderebe" (warm und trocken), Physica, 1-105: „*... ein Mensch, der matt ist und dem die Vernunft entschwindet."*
    Die Gundelrebe ist eine wichtige Heilpflanze für Komposita für das Lymphsystem. (*„Sie hat gewisse Kräfte der Gewürze, weil ihre Grünkraft angenehm und nützlich ist."*)

Liebstöckel

„de lubestuckel" (gemäßigt warm), Physica, 1-139: „*... wenn ein Mensch an Drüsen am Hals Schmerzen leidet."*

Melde

„de melda" (mehr warm als kalt, aber doch etwas gemäßigt), Physica, 1-104: „*... für gute Verdauung."*

Hildegard-Lymphsalbe (Kompositum, 25 g)

Haselknospen	3 g
Melde	1 g
Wegerich, Wurzeln	1 g
Katzenminze, Blätter	1 g
Blätter des Gagelstrauchs	2 g
Akelei	1 g

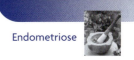

Endometriose

| Veilchensaft | 1 g |
| Olivenöl | 15 g |

Eine Spur Rosenöl

Anwendung: Individuell, nach Rücksprache mit Ihrem Arzt. Das Kompositum hilft gegen geschwollene Lymphdrüsen, Geschwüre und Schwellungen mit und ohne Ausschlag.

Hildegard-Lymphtabletten

Dill (Kraut)	2,0 g
Akelei (Kraut)	0,5 g
Liebstöckel (Kraut)	2,5 g
Schafgarbe (Kraut)	2,5 g
Gundelrebe (Kraut)	2,5 g

Zubereitung: Die Kräuter mischen, pulverisieren und zu Tabletten pressen.

Anwendung: Sie können dreimal täglich 1 bis 2 Tabletten im Mund zergehen lassen. Die Anwendung empfiehlt sich bei akuten oder chronischen Infekten, bei Lymphstauungen bzw. Ödemen.

Stärkungselixier (S-Ü/90)

Sie finden die Rezeptur unter Kreislaufstörungen/Wechseljahrsbeschwerden.

Anwendung: Nehmen Sie abends vor dem Schlafengehen einen Esslöffel des Elixiers ein. Das Stärkungselixier empfiehlt sich bei allgemeinen Schwächezuständen, Kreislaufbeschwerden und leichten Schlafstörungen.

Endometrioseschmerzen lindern

Wissenswertes

Um den Endometrioseschmerz zu reduzieren, können individuell Komposita aus gestagenotropen Heilpflanzen eingesetzt werden wie
- Frauen-Tropfen „G" und Frauen-Tabletten „G"
- Myom-Elixier, -Tee, -Tropfen und -Tabletten
- Mörkrut-Elixier, -Tee, -Tropfen- und Tabletten

Angewandte Hildegard-Medizin

Zusätzliche Therapiemöglichkeiten

Aus dem Bereich der klassischen Homöopathie können ggf. zusätzlich folgende Mittel erfolgreich eingesetzt werden (unvollständige Auswahl): Aurum, Calcium carbonicum, Conium, Sepia, Kalium carbonicum, Storax, Thuja, Lilium und Lycopodium.

Unter Umständen können zusätzlich Apis, Hydrastis, Lachesis, Pulsatilla und Phosphor nach individueller Austestung gegeben werden. Ergänzend hat sich auch die Traditionelle Chinesische Akupunktur (TCA) sehr gut bewährt.

Bösartige gynäkologische Erkrankungen

Eine bösartige (maligne) Erkrankung bedroht, stört und zerstört die Einheit von Körper, Seele und Geist. Um diese Einheit wiederzuerlangen, ist es zunächst wichtig, dass man sich bewusst mit der Krankheit auseinander setzt, um ihr dann ganzheitlich ohne Angst zu begegnen.

TIPP

Gehen Sie regelmäßig zur Krebsvorsorge. Je früher eine Erkrankung erkannt wird, desto größer sind die Chancen auf Heilung.

Im Rahmen der ganzheitlichen Krebsheilkunde kann und darf nicht auf die Schulmedizin verzichtet werden. Die Hildegard-Heilkunde ist lediglich als Ergänzung und Bereicherung zu sehen.

Meine Praxis hat folgende onkologische Schwerpunkte: Bei der **Krebsvorsorge** sind das zytologischer Abstrich, Ultraschall, Farb-Doppler, spezielles Vorsorgelabor und Tumormarker-Screening.

Die **Krebsdiagnostik** erfolgt durch spezielle Labordiagnostik, Ultraschall, Farb-Doppler und Brust-Ultraschall.

Die **Krebstherapie** wird dann bei jeder Patientin individuell ausgewählt. Dabei können und sollten ggf. neben notwendigen schulmedizinischen Therapieverfahren auch entsprechende Immun-Therapien erfolgen, vor allem Mistel-, Thymus-, Organopeptid-Therapie (nach zyto-immunologischer Austestung auf Wirksamkeit), Antioxidantien-Infusionen, Ozon-Therapie, Eigenblut-Therapie, Sauerstoff-HOT-Therapie, C.I.S.T. und Immun-Akupunktur.

158

Bösartige gynäkologische Erkrankungen

Krebsfördernde Faktoren

Viele Umweltschadstoffe gelten aufgrund neuerer Untersuchungen als krebsauslösende und krebsfördernde Faktoren. Dazu gehören verschiedenste Schwermetalle, insbesondere Blei, Quecksilber (hier: Amalgam), Kadmium, Kobalt, Nickel, Kupfer, Aluminium, aber auch verschiedenste Lösungsmittel (wie Xylol, Toluol, Benzol, Trichlorethylen), Pestizide, Insektizide und Holzschutzmittel (wie Lindan, DDT, Pentachlorphenol, Hexachlorbenzol) etc.

Darüber hinaus muss in diesem Zusammenhang Elektrosmog durch zunehmende elektrische und elektromagnetische Umweltverschmutzung ernsthaft diskutiert werden.

Giftstoffe verändern Hormone und fördern Krebs

Schad- und Giftstoffe können die Entstehung von Krebs fördern. Dies geschieht vor allem über eine Störung und Blockade der Hirnanhangsdrüse (Hypophyse), was eine Veränderung der Hormone bewirken kann.
- Die erhöhte Ausschüttung von Prolaktin kann über eine erhöhte Zellteilung Brustkrebs fördern.
- Die Erhöhung des Schilddrüsen-Stimulationshormons (TSH) kann über eine erhöhte Zellteilung Schilddrüsenkrebs fördern.
- Eine Erhöhung des Melanozyten-stimulierenden Hormons (MSH) kann über eine erhöhte Zellteilung Hautkrebs (= malignes Melanom) fördern.
- Kommt es zu Störungen beim follikelstimulierenden Hormon (FSH) oder adrenocorticotropen Hormon (ACTH), kann dies über eine erhöhte Zellteilung Nebennierenrindentumoren, Bauchspeicheldrüsenkrebs oder Eierstockkrebs fördern.

Psychische Faktoren

Die moderne Psycho-Immunologie geht davon aus, dass jede Art von Stress zu einer empfindlichen Störung des endokrinen Systems führen kann. Dabei kommt es zu einer Verschiebung im Regelkreislauf zwischen Nebenniere, Hypothalamus, Hypophyse, Schilddrüse und Ovarien. Im Falle einer sehr starken Störung kann es zur Erschöpfung des Immunsystems und zum ungehinderten Tumorwachstum kommen.

INFO

Diese Störung kann durch Umweltgifte und Schadstoffe in der Nahrung, insbesondere Nikotin und Alkohol, verstärkt werden.

Die Diagnostik der Gesundheit

Aufgrund neuerer Erkenntnisse der Onko-Endokrinologie weiß man, dass ein erhöhter Hormonspiegel unter Umständen bösartige Prozesse beschleunigt, falls der Tumor über Rezeptoren verfügt, die durch solche Hormone stimuliert werden.

Ein wichtiges Prinzip der Krebsprophylaxe und -therapie ist deshalb die immunstimulierende Therapie mit gezielter Entgiftung und Schadstoffausleitung.

Zur Krebsentstehung nach Hildegard

„... Wenn das Trockene und das Lauwarme, die jetzt den Schleim des Feuchten und Schaumigen bilden, ihr Maß überschreiten, so erzeugen sie im Menschen geräuschvolles Aufstoßen und Schluckauf. (...) So kann auch im Menschen Krebs entstehen und bewirken, dass ihn die ‚vermes' verzehren. Außerdem lassen sie die Körperzellen zu unförmigen Geschwüren anschwellen, so dass durch die wachsende Geschwulst ein Arm oder Bein größer wird als das andere. (...) Das tun sie so lange, bis sie von dieser Epidemie abgelassen haben. Daher kann der Mensch nicht lange leben." (C.C. 54, 21)

Die Präkanzerose (= vicht)

„... Menschen mit mittlerem Körperbau, die weder zu fett noch zu mager sind, haben meist einen ausgeglichenen Säftehaushalt und werden nur selten von der so genannten ‚vicht' befallen, weil die Säfte, aus denen dieses Leiden entsteht, nicht im Übermaß in ihnen vorhanden sind. (...) Menschen aber, die entweder zu dick oder zu mager sind, besitzen dagegen einen Überfluss an schlechten Säften, weil sie nicht die richtige Beschaffenheit und Ausgeglichenheit in sich haben. (...) So erheben sich zuweilen diese schlechten Säfte vom Herzen, von der Leber, der Lunge, vom Magen und den Eingeweiden, gelangen zur Schwarzgalle, erzeugen dort Gase (fumi) und einen ganz schlimmen Schleim (toten Stoff, pessimum livor = toter Herd) etwa wie zuweilen bei einem stehenden Gewässer fauler Schlamm das Ufer überschwemmt und überwuchert. (...) Dieser Schleim gelangt dann entweder in den Magen oder an die Eingeweide oder irgendeine andere Stelle zwischen Haut und Fleisch, haftet sich an und quält dort den Menschen mit großer Schärfe, als ob

Bösartige gynäkologische Erkrankungen

er ihn beißen und anfressen würde. (...) Er hat aber noch nicht die Lebendigkeit (vitalem spiritum), um in ihn einzudringen, sondern nur eine Art scharfe Säure (acerbam amaritudinem). (...). Es sieht so ähnlich aus wie Knospen, und dieser Stoff liegt in den Körperzellen des Menschen wie eine Linse im Gewebe. (...) Manchmal zieht er sich in die Länge, ein anderes Mal rollt er sich wie eine Kugel zusammen, so ähnlich wie Eidotter, und so produziert er manchmal eine Art von Schaum, den er durch den ganzen Körper streut und so dem Menschen Schmerzen bereitet. (...). Wenn aber dieser Schaum den Magen durchschreitet, sprudelt aus ihm eine Art von ‚vermi' hervor (= virulenter Krebssprung), woraus in den Körperzellen besonders bösartige, winzige Lebewesen (pediculi) entstehen..." (C.C. 157, 19)

Krebstherapie

Wie bereits gesagt, eine maligne Erkrankung bedroht, stört und zerstört die Einheit von Körper, Seele und Geist. Um diese Einheit wiederzuerlangen, ist es zunächst wichtig, dass man sich bewusst mit der Krankheit auseinander setzt, um ihr dann ganzheitlich ohne Angst zu begegnen.

> **Heilung ist möglich** — **Wissenswertes**
>
> Auch der bösartigste Tumor kann besiegt werden. Es gibt genügend Beispiele dafür, dass auch so genannte unheilbar Kranke wieder gesund geworden sind. Eine regelmäßige Krebsvorsorge ist die beste Prophylaxe. Darüber hinaus sollten Krebsrisikofaktoren gemieden werden.

Seelische Therapieaspekte

- Die Seele der Krebstherapie ist die Therapie der Seele (Heilige Hildegard von Bingen).
- Eine bösartige Erkrankung ist oft Ausdrucksform der verwundeten gekränkten Seele.
- In diesem Sinne muss die Therapie unbedingt auch auf eine Heilung der Seele hinzielen.
- Es muss ganz im Vordergrund stehen, das zu erkennen, was die Krankheit mit verursacht oder mit ausgelöst hat.

Angewandte Hildegard-Medizin

Immuntherapie

Neben dem schulmedizinischen Therapiekonzept, das zwingend einzuhalten ist, sollte unbedingt auch eine entsprechende Immuntherapie erfolgen, um die Abwehr maximal zu stimulieren. In meiner Praxis wird die Behandlungsmethode je nach Befund individuell festgelegt. So werden z. B. Immun-Infusionen, Sauerstoff-Ozon-Therapie, Antioxidantien-Therapie, Darmsanierung, Fitness-Entschlackungskuren, Heilfasten, Eigenblut-, Mistel- oder Thymuskuren angewendet. Es erfolgen auch Immun-Akupunktur und Immun-Phytotherapie. Wichtig ist zudem die Ernährungsberatung und Symbioselenkung.

Ergänzende Krebstherapie nach Hildegard

Es gibt einige spezielle Rezepturen aus der Hildegard-Heilkunde, mit denen ich bei meinen Patientinnen als ergänzende Therapeutika in der Onkologie unterstützend gute Erfolge erzielt habe.

Wichtig

Die folgenden Anwendungen dürfen nur ergänzend zur Schulmedizin und nur unter fachärztlicher Aufsicht erfolgen.

Lymph-Elixier (S-Ü/91)

Die Rezeptur finden Sie unter „Endometriose".
Das Lymph-Elixier ist zur inneren Anwendung und stellt ein Basis-Therapeutikum der Hildegard-Krebstherapie dar. Es wird bei folgenden Indikationen angewendet:
Unterstützung aller lymphatischen Organe, geschwollene Lymphknoten, schmerzende Tumoren, Lymphknoten-Metastasen, Lymphstau und Lymphangitis.

Stärkungselixier (S-Ü/90)

Die Rezeptur für das Stärkungselixier finden Sie bei den Wechseljahrsbeschwerden/Kreislaufstörungen.

Hildegard-Blutwurz-Elixier, 500 ml

Ingwerpulver	3 g
Zimtpulver	7 g
Salbeisaft	5 g

Bösartige gynäkologische Erkrankungen

Fenchelsaft	6 g
Rainfarnsaft	4 g
Honig	50 g
Weißwein	ad 500 ml

Zubereitung: Alles mit Wein abkochen, ergibt ca. 500 ml. (Verwenden Sie bei Zuckerstoffwechsel-Störungen, insbesondere Diabetes, statt Honig Fruktose.)

| Weißen Pfeffer | 3 g |

zufügen und über folgende Tee-Kräutermischung gießen/filtrieren:

Blutwurz	10 g
Wasserlinse	5 g
Ackersenf	5 g
Kleine Klette	4 g

(= Arctium minus, nicht Galium!)

Anwendung: Diese stoffwechselausgleichende Rezeptur hilft vor allem Fett-, Eiweiß- und Zuckerstoffwechsel zu normalisieren. Sie wirkt nach Hildegard gegen die „Vicht" = kolikartiger Schmerzanfall der reichen Leute, die sich zu lange und zu üppig ernährt haben. Indikationen sind Stoffwechselstörungen, Fett- und Eiweißüberschuss.

TIPP

Lassen Sie bei Leberstoffwechsel-Störungen den Wein komplett abkochen, damit kein Restalkohol zurückbleibt.

Blutwurz

„de birckwurtz" (mehr kalt als warm), Physica 1-166: „... *für den Menschen, der überflüssige und giftige Säfte in sich hat.*"

Wasserlinsen

Hildegard sagt: „... *Die Wasserlinse mindert die falsch-warmen und falsch-kalten Säfte (= humores iniuste calidos et iniuste frigidos), von denen die Kolik entsteht, und sie verhindert dadurch, dass die schlechten Säfte im nüchternen Zustand auftreten oder sich nach dem Essen bilden.*" (C.C. 209, 22 ff.)

Veilchensalbe

Veilchensaft	10 g
Olivenöl	2 g
Rosenöl	5 Tropfen

Angewandte Hildegard-Medizin

Hirschtalg oder
neutrale hypoallergene Grundlage   40 g
Zubereitung: Alles mischen und Salbe herstellen.
Anwendung: individuell und nur unter fachärztlicher Aufsicht.

Veilchen

Hildegard: „*Nimm Veilchen, presse den Saft aus und siebe ihn durch ein Tuch. Wiege den dritten Teil vom Gewicht Olivenöl ab sowie ebenso viel (Ziegen-)Bockfett wie Veilchensaft, siede alles in einem neuen Topf auf und bereite daraus eine Salbe. (…) Salbe dann die Körperstelle ringsherum und auch oben darauf, wo der Krebs und andere Viren den Menschen verzehren. (…) Und sie werden sterben, wenn sie von der Salbe gekostet haben.*"

Weitere Krebstherapeutika

Tollkirsche (Vorsicht, giftig! Keine Selbstbehandlung), Mistel (Ugera) und Aalgalle (Anguillan) sind weitere spezielle Krebstherapeutika.

Aalgalletropfen (nach Dr. G. Hertzka u. Dr. Strehlow)

Hinweis

Die Rezeptur birgt u. a. ökologische Probleme (Geierschnabel, Elfenbein) in sich.

Aalgalle	6 g
Weinessig	2 ml
Honig	8 g
Ingwer (Wurzel), pulv.	1 g
Langer Pfeffer, pulv.	2 g
Basilikum (Kraut), pulv.	2,4 g
Geierschnabel, pulv.	3 g
Elfenbein, pulv.	4 g
Weißwein	auf 1000 ml

Zubereitung: Die pulverisierten Kräuter mit den anderen Zutaten mischen und alles in Weißwein abkochen.
Anwendung: Nur ergänzend zur Schulmedizin und nur unter fachärztlicher Aufsicht.

Mistel (Kraut, Extrakt)

Die Mistel, bei den alten Römern als »ubera« bezeichnet (von uber = reichhaltig, üppig: wegen ihres üppigen Wuchses), ist neben Dinkel, Wermut, Bertram, Gundelrebe, Quendel, Eberwurz und Aalgalle das

Bösartige gynäkologische Erkrankungen

stärkste Immunstimulans und Krebsmittel bei Hildegard („de ugera"), Physica 1-137: „... *Die Ugera ist sehr warm und hat eine gewisse Schärfe in sich, die so stark ist, dass sie sogar große und starke Geschwüre zerbricht.*"

Die Mistel ist eine wichtige Heilpflanze für Komposita in der Anti-Krebs-Heilkunde. Sie wirkt blutdrucksenkend, abwehrsteigernd und hemmt das Krebszell-Wachstum. Die Mistel, die zu den entgiftenden Heilpflanzen gehört, hat sich auch in Menstruations-Teemischungen bewährt.

Blasen-/Nieren-Salbe (S-Ü/93)

Die Rezeptur finden Sie bei Zystitis.

Anwendung: Reiben Sie mit der Blasen-/Nieren-Salbe nach Hildegard mehrmals täglich, vor allem abends vor dem Schlafengehen, die betreffenden Stellen ein.

Indikationen sind Tumorschmerzen im kleinen Becken, aber auch in Knochen und Gelenken.

Beinwell-Wermut-Salbe (S-Ü/91)

Beinwell (Wurzel und Kraut)	2,5 g
Wermut	2,5 g
Hirschtalg oder neutrale hypoallergene Grundlage mit Olivenöl	auf 20 g

Zubereitung: Die Heilkräuter mit der neutralen Salbengrundlage mischen.

Anwendung: Die Salbe ist gut gegen Tumorschmerzen, darf aber nur ergänzend zur Schulmedizin und nur unter fachärztlicher Aufsicht angewendet werden.

Weitere Phytotherapeutika — **Wissenswertes**

Weitere Phytotherapeutika, die nach individueller Austestung ergänzend in der Krebstherapie eingesetzt werden können, sind u. a. Bilsenkraut, Giftlattich, Herbstzeitlose, Holunder, Huflattich, Lungenkraut, Märzveilchen, Maulbeere, Ölbaum, Quendel, Quitte, Schierling, Storax und Tannensalbe.

Angewandte Hildegard-Medizin

Brustkrebs

Brustkrebs (= Mammakarzinom) ist in der westlichen Welt der häufigste bösartige Tumor bei Frauen. Allein in der Bundesrepublik erkranken jährlich ca. 30000 Patientinnen mit weiterhin steigender Tendenz.

In meiner gynäkologischen Praxis nimmt Onkologie, insbesondere die ganzheitliche Therapie des Mammakarzinoms, einen speziellen Schwerpunkt ein.

Allgemeine Risikofaktoren

Als allgemeine Risikofaktoren für eine Brustkrebserkrankung gelten:
- Frühe Menarche
- Kinderlosigkeit
- Späte erste Schwangerschaft
- Späte Menopause
- Fehlende Gestagenwirkung
- Gutartige Brusterkrankungen
- Erbliche Belastung
- Starkes Übergewicht nach der Menopause

Ernährung

Moderne Untersuchungen zeigen, wie wichtig die gesunde Ernährung bei der Verhütung und Bekämpfung von Brustkrebs ist. Experimente an japanischen Emigranten in Nordamerika zeigten eine rasche Anpassung der Erkrankungsrate an das Gastland. Genetische Faktoren können dafür nicht verantwortlich sein, eher westlicher Lebens- und Ernährungsstil.

Hinweis

Es scheint Zusammenhänge zwischen Kalorienzufuhr und Brustkrebs zu geben.

Schon in den 60er Jahren fand man heraus, dass in westlichen Ländern hohe Kalorien- und Fettzufuhr mit hoher Brustkrebsrate korreliert. Daraufhin schätzte man, dass bei einer Reduktion des Fettverzehrs um die Hälfte auch die Brustkrebsrate um die Hälfte abnehmen könnte.

Möglicherweise kommt der Ernährung während der Jugend, wenn das Brustfettgewebe schnell wächst, eine größere Bedeutung zu als einer fettreichen Ernährung im Erwachsenenalter.

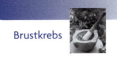

Brustkrebs

Eine chinesische Studie an 30 000 Erwachsenen ergab ein allgemein vermindertes Krebsrisiko durch eine Ergänzung der Nahrung mit einem Kombinationspräparat aus β-Karotin, Vitamin E und Selen.

Brustkrebsvorsorge

Wissenswertes

- Wichtig ist die regelmäßige Selbstbeobachtung und -untersuchung der Brust. Da der Brustkrebs gerade bei jüngeren Frauen immer stärker zunimmt, sollte die erste Basis-Mammografie mit etwa 30 Jahren durchgeführt werden.
- Inzwischen gibt es auch die Möglichkeit einer Spezial-Farb-Ultraschall-Untersuchung der Brust (Farb-Doppler). Diese wird allerdings nicht von den Krankenkassen übernommen.
- Beim routinemäßigen Abtasten der Brust im Rahmen der normalen Vorsorge werden Tumoren, die nicht tastbar sind, übersehen. „Brust-Vorsorge plus" ist eine zusätzliche private spezielle Ultraschall-Untersuchung der Brust, ein Verfahren ohne Strahlenbelastung, das wichtig sein kann für die Diagnostik von Brusttumoren.
- Die Ultraschall-Untersuchung der Brust stellt neben der Mammografie ein eigenständiges und gleichwertiges Verfahren dar, welches die radiologische Diagnostik sinnvoll ergänzt.
- Mit Farb-Ultraschall kann die Durchblutung der Brustdrüse beurteilt werden. Brusttumoren haben oft eine andere Durchblutung als normales Brustdrüsengewebe.
- Aus umweltmedizinischer Sicht sollte bei Risikopatientinnen neben einem endokrinologischen Screening auch ein Umwelt-Schadstoff-Screening durchgeführt werden.

Umweltgifte verursachen Brustkrebs

Es ist inzwischen durch große umweltmedizinische Studien nachgewiesen, dass entsprechende Schadstoffe Brustkrebs fördern können. Dass insbesondere immer mehr junge Frauen an Brustkrebs erkranken, liegt auch daran, dass wir alle täglich mit vielen Schadstoffen belastet werden.

Luft, Boden und Wasser enthalten Schadstoffe: Über die Nahrung nehmen wir Hormon-, Nerven- und Immungifte auf. Überall können uns Pestizide, Lösungsmittel, Weichmacher, Dioxine, Furane und zyklische Aromaten begegnen. Und dies alles sind Umweltgifte, die Frauenkrankheiten verursachen können.

Angewandte Hildegard-Medizin

Den Körper entgiften

In meiner Praxis bildet nicht nur die Onkologie, sondern auch die Umweltmedizin einen speziellen Schwerpunkt. Bei Brustkrebs-Patientinnen werden entsprechend ursächlich beteiligte Schadstoffe über Blut- und Urinanalysen gezielt festgestellt und schonend aus dem Körper abgeleitet. Eine sehr große Bedeutung kommt der Entgiftung vor allem auch bei der Brustkrebs-Nachsorge zu.

Zusätzlich erfolgt eine entsprechende Immuntherapie. Gerade bei Tumorpatientinnen ist es äußerst wichtig, den gesamten Stoffwechsel besonders „fit zu machen".

Therapieansätze im Sinne von Hildegard

Die Behandlung von Brustkrebs hängt vor allem von Alter, Allgemeinzustand, Stadium und Histologie ab. In jedem Fall steht die schulmedizinische Therapie im Vordergrund.

Was die Hildegard-Heilmittel anbelangt, so gelten hier im Prinzip dieselben Maßnahmen, die unter „Maligne gynäkologische Erkrankungen" angeführt sind. Hildegard empfiehlt bei Brustkrebs Tollkirsche (Vorsicht, giftig! Keine Selbstbehandlung), Tanne und Veilchensalbe. Ihre Anwendung erfolgt nur ergänzend zur Schulmedizin und nur unter fachärztlicher Aufsicht.

Aus meiner Praxis

Krankengeschichte: C. L., 55 Jahre, Lektorin in großem juristischem Verlag, kommt erstmals in meine Praxis zur Routine-Krebsvorsorge. Die letzte Vorsorge war vor ca. 4 Jahren (!) bei einem Kollegen in Ordnung, bisher wurde keine Mammografie (!) durchgeführt. Die letzte Regel war vor etwa 8 Jahren, familiär liegen keine Krebsrisiken vor. Frau L. hat beruflich sehr viel Stress und Ärger (Mobbing).
Untersuchungsbefund: Vulva und Vagina sind sehr trocken, der Muttermund ist optisch in Ordnung. Der Abstrich ergibt Normalbefund (PAP II). Bei der Abtastung der Brust ist kein Knoten tastbar. Von mir wird dennoch dringend zur Basis-Mammografie angeraten.
Die Patientin lehnt dies ab. Auf Wunsch mache ich eine Farb-Ultraschall-Doppler-Untersuchung der Brust. Dabei zeigt sich (als Zufallsbefund) rechts oben außen ein ca. 1,5 Zentimeter

168

Brustkrebs

großes echoarmes, stark durchblutetes Areal, das Kriterien der Bösartigkeit aufweist. Dieser Herd ist nicht tastbar. Die daraufhin zusätzlich veranlasste Mammografie bestätigt den hochgradigen Verdacht auf Brustkrebs. Ein Operationstermin in der Klinik wird vereinbart.

Therapie: Vor der Operation beginnen wir eine immunstimulierende Therapie mit Antioxidantien-Infusionen und Ozon-Eigenblut-Behandlung. Die Patientin nimmt Hildegard-Lymph-, Wund- und Stärkungstabletten ein und geht in körperlich gutem Zustand zur OP. Es wird brusterhaltend operiert: Neben dem 1,5 cm großen Brustkrebs werden in der Achselhöhle liegende Lymphknoten entfernt. Bei der Gewebeprobenuntersuchung wird ein schnell wachsender Krebstyp festgestellt, die axillaren Lymphknoten sind tumorfrei und die Hormonrezeptoren negativ.

Weiterbehandlung: Nach der Entlassung aus der Klinik erfolgt bis zur Nachbestrahlung erneut eine intensive Immuntherapie mit Ozon-Eigenblut-Behandlungen und Antioxidantien-Infusionen. Des Weiteren wird Akupunktur durchgeführt, um Psyche, Lymph- und Immunsystem zu stärken. Die Patientin erhält einen Hildegard-Therapieplan für den Zeitraum der Bestrahlung und nimmt dann u. a. Lymph-, Stärkungs-, Nerven-, Leber- und Nieren-Mischungen ein.

Die Bestrahlung erfolgt ambulant im benachbarten Klinikum. Die Immun-Infusionen führen wir weiterhin durch. Alle zwei Wochen findet zudem ein langes psychosomatisch-onkologisches Gespräch statt. Dabei wird über Kränkungen, Konflikte, Ärger, Kummer und viele psychosomatische Krebs-(Teil-)ursachen gesprochen. Die Patientin macht eine Familienaufstellung. Konflikte werden bearbeitet und gelöst.

Ergebnis: Die vorgenannte Immuntherapie einschließlich psychosomatischer Therapie wird fortgesetzt. Außerdem verordne ich der Patientin Hildegard-Medizin: Sie reibt sich regelmäßig mit Veilchen-Salbe ein, nimmt Lymph-Elixier, Leber-, Stärkungs- und Nerven-Tabletten und unterzieht sich regelmäßigem Aderlass nach Hildegard.

Zusätzlich erhält sie weiterhin regelmäßig Antioxidantien (Alfa-Liponsäure, Multi-Enzym-Komplex, Coenzym Q 10 in hoher Dosis). Der Patientin geht es wieder sehr gut.

Angewandte Hildegard-Medizin

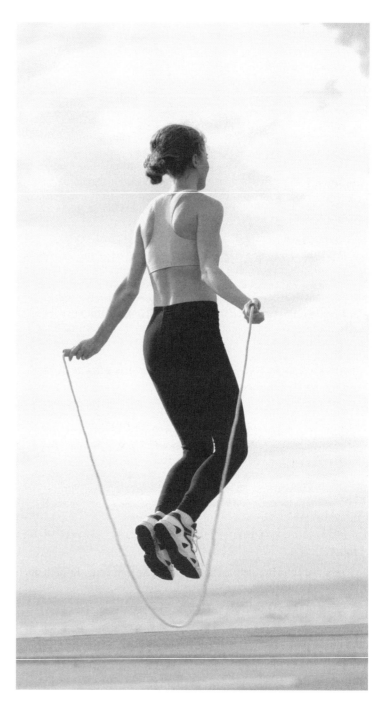

Fit und gesund durch ein aktives Leben

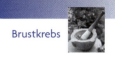

Brustkrebs

Feuersalbe (S-Ü)

Leinsamen	8 g
Schafgarbe	2,5 g
Sanikel	2,5 g
Veilchen	2,5 g
Vogelmiere	1,0 g
Kerbel	1,0 g
Johanniskraut	2,5 g
Pantothen	0,5 g
Vitamin E	0,5 g
Rosenöl	5 Tropfen
Neutrale Salbengrundlage	50 g

Zubereitung: Mischen Sie alle Heilkräuter, Vitamine und das Öl mit der Salbengrundlage.
Anwendung: Die Salbe trägt zur schnellen Heilung von verbrannter Haut bei und ist daher besonders gut nach Bestrahlungen anzuwenden. Sie hilft auch bei Ekzemen. Reiben Sie die betreffenden Stellen nach Rücksprache mit Ihrem Arzt ein.

TIPP
Sie können die Salbe auch zur Vorbeugung gegen Sonnenbrand oder zur Linderung von Sonnenbrand benutzen.

Vogelmiere (Sternmiere)

Bei Hildegard „de syme" (kalt), lat. Stellaria media, Physica 1-157: *„Wenn Maden oder Würmer einen Menschen auffressen."*

Vogelmiere eignet sich gut für Komposita zur Wundheilung. Sie hat eine desinfizierende, schmerzlindernde und wundheilende Wirkung.

INFO
Neben den wirksamen Saponinen hat die Vogelmiere ebenfalls einen hohen Gehalt an Kalium.

Kerbel (Wurzel, Blätter)

Bei Hildegard „de kirbele" (trocken, mehr warm als kalt), Physica 1-70.

Kerbel ist sehr brauchbar zur äußeren Anwendung. Er heilt auch Bruchwunden der Eingeweide.

Wundtabletten (S-Ü)

Schafgarbe	3 g
Veilchen	1 g
Johanniskraut	2 g

Angewandte Hildegard-Medizin

Vogelmiere	1 g
Sanikel	2 g
Kerbel	1 g

Zubereitung: Die Kräuter mischen, pulverisieren und zu Tabletten pressen.

Anwendung: Individuell. Nehmen Sie bei Bedarf ein- bis dreimal täglich 1 bis 3 Tabletten mit Tee oder Wasser. Die Tabletten helfen bei Wunden aller Art, z. B. nach Verletzungen, bei Brüchen sowie vor und nach Operationen.

Wundkräuter-Mischung (S-Ü)

Schafgarbe	30 g
Veilchen	10 g
Johanniskraut	20 g
Vogelmiere	10 g
Sanikel	20 g
Kerbel	10 g

Anwendung: Individuell, als Tee oder für Umschläge, nach Absprache mit Ihrem Arzt. Die Kräutermischung hilft bei Wunden aller Art.

Wundkräuter-Elixier (S-Ü)

Schafgarbe	7,5 g
Veilchen	2,5 g
Johanniskraut	5,0 g
Vogelmiere	2,5 g
Sanikel	5,0 g
Kerbel	2,5 g
Honig	50 g
Weißwein	auf 500 ml

Zubereitung: Kräutermischung herstellen und in Weißwein abkochen. Bewahren Sie das Elixier an einem dunklen Ort auf.

Anwendung: Individuell nach Rücksprache mit Ihrem Arzt.

Die fünf Säulen der Hildegard-Medizin

Die Hildegard-Therapie – ein ganzheitliches Therapieverfahren für ein langes, gesundes und aktives Leben – steht auf den folgenden fünf Säulen:

1. **Die Seele nähren: Psychosomatische Therapie**

2. **Den Körper nähren: Ernährungstherapie**

3. **Gesund leben: Anti-Aging**

4. **Die Abwehr stärken: Immuntherapie**

5. **Regelmäßig entgiften: Entgiftungstherapie**

Die fünf Säulen der Hildegard-Medizin

1. Säule – Die Seele nähren: Psychosomatische Therapie-konzepte

Die heilige Hildegard gibt nicht nur eine zusammenhängende Beschreibung von Gesundheit und gesundem Leben, sondern darüber hinaus auch Hinweise auf Krankheitsentstehung, Krankheitsverhütung und Therapie. Auf dieser Grundlage wäre es vielleicht möglich, ein Bild davon aufzuzeichnen, was ein gesunder Mensch machen und was er nicht machen soll, um seine Gesundheit zu bewahren. Die folgenden Verhaltensweisen sind nach meiner Ansicht geeignet, um seelische Dimensionen zu stabilisieren:

Harmonisierung der Seele

- Sich bewusst Zeit nehmen: zum Nachdenken, Meditieren und Beten; für Gespräche mit Freunden und guten Bekannten; für Begegnungen mit Tiefgang.
- Positiv denken: sich über jeden Tag freuen, an dem man gesund ist – dem Schöpfer dafür danken.
- Sich die Seele „reinhalten": destruktive und negative Gedanken bewusst meiden; sich die Zeit zu schade werden lassen für destruktive und negative Menschen und Angelegenheiten; Medien und Fernsehen nicht unkritisch konsumieren.
- Sich trotz vieler Enttäuschungen und Rückschläge den Glauben an das Gute bewahren.
- Ordnung in die eigenen Gedanken bringen, Affekte zähmen, sich die eigenen Gefühle bewusst machen.
- Den Schlaf durch Wachsamkeit am Tag pflegen.
- Maßvoll, aber bewusst leben: auf höchsten Bequemlichkeitsstandard verzichten, Luxus einschränken, dennoch das Leben genießen.
- Sich freuen an den schönen Dingen des Lebens: an der Natur, an der Harmonie der Schöpfung.
- Den Lebensrhythmus ordnen, ohne sich total zu verplanen, Raum lassen für Spontanität.
- Sich gesund ernähren und für eine geregelte Funktion der Ausscheidungs- und Entgiftungsorgane sorgen.

1. Säule – Die Seele nähren

Das Gebet als Kraftquelle

Nach Hildegard kann Gesundheit nur täglich neu errungen werden, wenn Gott es will. Die Einheit von Körper, Seele und Geist ist nur in Einklang und Harmonie mit der Schöpfung und dem Schöpfer möglich.

Ziel der Therapie ist es in der Hildegard-Heilkunde, das Gleichgewicht zwischen Körper, Seele und Geist zu erhalten bzw. wieder herzustellen. Dies geht nach Hildegard nur durch die Harmonie mit der Schöpfung und mit Gott.

Hildegard schreibt:

„... Diese Heilmittel sind von Gott gewiesen und werden den Menschen entweder gesund machen oder er muss sterben, oder Gott will nicht, dass er gesund wird." (C.C. 165, 21)

Hildegard betrachtet das tägliche Gebet als eine Hauptenergiequelle, die diese lebensnotwendige Verbindung zu Schöpfung und Schöpfer schafft und erhält.

Seelische Heilmittel aus dem Verständnis der Hildegard-Heilkunde

Wenn du Gott suchst, hast du ihn schon gefunden.

Hast du Gott verloren, hast du alles verloren.

Gott liebt dich so, wie du bist. Nehme du dich auch so an, wie du bist.

Du bist einzigartig. Vergleiche dich nie mit anderen.

Es hat einen Sinn, dass es dich gibt, dass du hier und heute bist.

Lebe bewusst. Nutze die Zeit so intensiv, als ob heute dein letzter Tag wäre.

175

Die fünf Säulen der Hildegard-Medizin

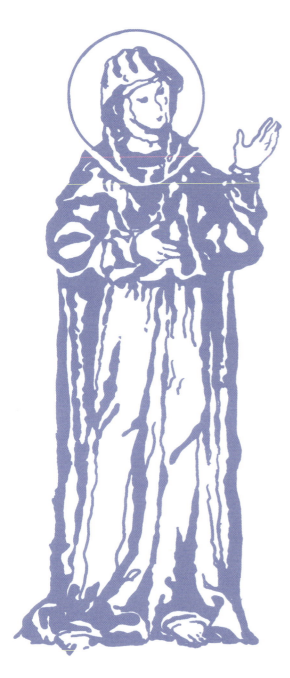

Jeder Augenblick ist einmalig. Vergangen ist vergangen. Plane das Morgen, aber lebe heute.

Liebe deinen Nächsten wie dich selbst.

Was du nicht willst, das man dir tu, das füg auch nicht dir selber zu.

Verbringe jeden Tag einige Zeit allein.

Die beste Beziehung ist die, in der jeder Partner den anderen mehr liebt als braucht.

Nicht zu bekommen, was du unbedingt willst, kann ein großer Glücksfall für dich sein.

Messe deinen Erfolg daran, was du dafür aufgeben musstest.

Frage dich, ob das, was du gerade machst, gut ist: für dich, für Mitmenschen und Schöpfung.

Wenn du erkennst, dass du Fehler gemacht hast, versuche sie wieder gut zu machen.

Beginne, wenn du etwas ändern willst, jetzt.

2. Säule – Den Körper nähren: Grundsätze der Ernährungstherapie

Die heilige Hildegard von Bingen war eine „Spezialistin" für gesunde ganzheitliche Ernährung. Sie hat folgende Regeln aufgestellt, die wir sonst nur von der Traditionellen Chinesischen Medizin oder der Ayurveda-Medizin her kennen:

- Es gibt warme und kalte Speisen.
- Es gibt trockene und feuchte Speisen.
- Es gibt Energie zuführende (Hildegard: *fette, kräftigende*) und Energie entziehende (*nicht kräftigende nutzlose*) Speisen.
- Es gibt auch alle Zwischenformen, z. B. temperaturneutral (= warm und kalt), feuchtigkeitsneutral (= gemäßigt feucht und trocken) und energieneutral (= weder fett noch mager).
- Es gibt Speisen, die für alle gut und nützlich sind.
- Es gibt Speisen, die für Gesunde gut und nützlich sind, nicht aber für Kranke.
- Es gibt Speisen, die nicht nützlich sind, dem Gesunden nicht schaden, aber dem Kranken.
- Es gibt Speisen, die Gesunden und Kranken schaden.

Küchengifte

Es gibt so genannte Küchengifte, also Nahrungsmittel die einem nicht gut tun. Diese sollte man nach Hildegard meiden. Küchengifte werden nach den vorgenannten Eigenschaften klassifiziert, wobei man absolute Küchengifte möglichst gar nicht essen sollte und relative Küchengifte nur ab und zu und dann nur mäßig.

- Warme und vor allem heiße Speisen sind relative Küchengifte für Gesunde mit zu viel Hitze und absolute Küchengifte für Kranke mit zu viel Hitze.
- Kalte Speisen sind relative Küchengifte für Gesunde mit zu viel Kälte und absolute Küchengifte für Kranke mit zu viel Kälte.

Die fünf Säulen der Hildegard-Medizin

- Trockene Speisen sind relative Küchengifte für Gesunde mit zu viel Trockenheit bzw. absolute Küchengifte für Kranke mit zu viel Trockenheit (= zu wenig Feuchtigkeit).
- Feuchte Speisen sind relative Küchengifte für Gesunde mit zu viel Feuchtigkeit und absolute Küchengifte für Kranke mit zu viel Feuchtigkeit.
- Energie zuführende Speisen sind relative Küchengifte für Gesunde mit zu viel Energie bzw. absolute Küchengifte für Kranke mit zu viel Energie (= Fülle).
- Energie entziehende Speisen sind relative Küchengifte für Gesunde mit zu wenig Energie und absolute Küchengifte für Kranke mit zu wenig Energie (= Leere).

Die Ernährung dem Zustand anpassen

Bei den meisten Menschen (gesund oder krank) ergibt eine Analyse meist ein Überwiegen von Kälte oder Wärme, Feuchtigkeit oder Trockenheit, Fülle oder Leere, d. h. es liegt eine Mischform vor. Sie brauchen daher eine ausgewogene, an den jeweiligen Zustand angepasste Ernährung. Diese sollte dann überwiegend warm oder kalt, trocken oder feucht, Energie vermindernd oder Energie zuführend sein. Hier eine kleine Auswahl verschiedener Nahrungsmittel, um die jeweiligen Eigenschaften aufzuzeigen.

Getreide

- Weizen (warm, vollkommen)
- Roggen (warm, aber kälter als Weizen)
- Hafer (warm und scharf, nichts für Menschen mit Hitze)
- Dinkel (warm, fett und kräftig, nichts für Menschen mit Hitze, Fülle)
- Leinsamen (warm)
- Gerste (sehr kalt, hat wenig Kräfte, ist also ideal für Fülle-Hitze)
- Hirse (kalt und nutzlos = Energie reduzierend, also gut bei Fülle-Hitze)

Gemüse und Hülsenfrüchte

- Bohnen, Sellerie, Rettich und Kichererbsen (warm)
- Fenchel (warm und feucht, nichts für Hitze-Feuchtigkeit, bedingt für Wärme-Trockenheit, gut für Kälte-Trockenheit)

- Lauch (warm, unnütz = allgemeines Küchengift, nicht geeignet für Kranke und nur eingeschränkt für Gesunde)
- Gurken (kalt und feucht, gut für Hitze-Trockenheit, aber Küchengift für Kälte, Feuchtigkeit)
- Erbsen (kalt und schleimig, nichts für Kälte, Kälte-Schleim, aber gut für Hitze, Hitze-Trockenheit)
- Linsen (kalt, nicht nährend, ideal für Hitze-Fülle, Küchengift für Kälte-Leere)
- Hirse (kalt und etwas warm, gut für Hitze, Hitze-Fülle)
- Kürbis und Kohl (kalt und trocken, gut für Hitze, Feuchtigkeit, bedingt für Wärme; Küchengift für Kälte und Trockenheit)

Obst

- Brombeeren, Kirschen (warm und neutral, schadet dem Kranken)
- Erdbeeren (warm, verschleimend, schadet dem Kranken, v. a. bei Hitze, Hitze-Schleim)
- Äpfel (warm und feucht)
- Nüsse und Kornellkirschen (warm und süß)
- Pflaumen (warm und trocken, nicht für Kranke mit Kälte-Trockenheit, Gesunde sollen sie mäßig essen bei Kälte und Kälte-Feuchtigkeit)
- Mandeln, Datteln (sehr warm, feucht, gekocht sehr nahrhaft)
- Kastanien (sehr warm, kräftig)
- Feigen und Zitronen (mehr warm als kalt)
- Quitten, Johannisbeeren, Birnen (kalt)
- Heidelbeeren (sehr kalt, Energie entziehend)
- Pfirsiche (kalt, verschleimend, Küchengift bei Kälte-Schleim, mäßig bei Gesunden mit Hitze, Hitze-Leere)

Fleisch und Geflügel

- Rind (kalt, nichts bei Kälte) und Schaf (kalt, wärmer als Rind)
- Gans und Ente (warm, aber nichts für Kranke)
- Huhn (kalt, für Gesunde und Kranke mit Hitze, Küchengift bei Kälte)
- Hirsch und Ziege (warm und gesund)
- Schwein (warm, hitzig; Küchengift: verschleimend, weder für Gesunde noch für Kranke)

Die fünf Säulen der Hildegard-Medizin

Fisch

- Wels und Hecht (gut für Gesunde und Kranke), Bachforelle und Barsch (für Gesunde gut) und Aal (schadet Gesunden nicht) sind alle mehr warm als kalt. Heilmittel für Kälte, aber Küchengift für Hitze.
- Scholle (warm, Energie entleerend), Heilmittel für Kälte-Fülle, aber Küchengift für Hitze-Leere.
- Lachs (mehr kalt als warm, gut für Gesunde und Kranke)
- Hering (kalt)

Sonstiges

- Honig und Butter (warm und fett)
- Milch (warm und verschleimend)
- Salz (warm und feucht)
- Eier (mehr kalt als warm, fett)

Aus meiner Praxis

Eine Frau mit Hitze, Feuchtigkeit, Fülle (Wechselbeschwerden, starkes Schwitzen, Bluthochdruck, Übergewicht etc.) soll viele kalte, trockene, Energie entziehende Speisen, kombiniert mit wenigen warmen, feuchten, nährenden Speisen essen. Für sie stellt Dinkel ein relatives Küchengift dar, das sie am besten gar nicht essen sollte. Besser ist Gerste oder Hirse kombiniert mit Weizen oder Roggen. Gut für sie sind auch Gemüsesorten wie Linsen, Hirse, Kohl und Kürbis. Dagegen sollte sie Erbsen und Gurken meiden. Absolute Küchengifte stellen für sie Gemüsesorten wie Fenchel, Salbei, Sellerie, Rettich, Kicherebsen, Lauch dar. Falls sie Fleisch essen will, sollte sie Huhn, ggf. mageres Rindfleisch oder Schaf essen. Ausgesprochene Küchengifte sind für sie Schwein- und Ziegenfleisch sowie Ente. Bei Fisch kann sie Stör, Lachs oder Hering verspeisen. Relative Küchengifte wären Hecht und Wels, absolute Küchengifte Barbe und Aal.

Ein weiteres Beispiel aus meiner Praxis zeigt den umgekehrten Fall auf: Eine Patientin mit Kälte, Trockenheit, Leere (friert immer, hat schlechte Durchblutung und niedrigen Blutdruck, ist eher untergewichtig, müde und schlapp) soll viel warme und feuchte (= nährende Speisen) essen. Für sie ist Dinkel (warm und fett) kein Küchengift, sondern ideal. Hier sind Speisen, die im vorigen Bericht „Küchengifte" waren, nicht nur erlaubt, sondern zum Teil sogar Heilmittel.

2. Säule – Den Körper nähren

Richtig essen

- Die Mahlzeiten sollten nach Möglichkeit gemäß den gerade aufgeführten Prinzipien zusammengestellt sein.
- Sie sollten nie unregelmäßig und hastig essen.
- Beim Essen nie Unangenehmes denken oder tun.
- Essen Sie nach Möglichkeit nicht mit Menschen, die Sie nicht mögen. Das bringt die Säfte durcheinander.
- Bewegen Sie sich nach allen Mahlzeiten ausreichend gut.

Ganzheitliche Ernährung

Neben den vorgenannten Grundsätzen wäre Hildegard heute sicherlich Verfechterin einer kontrolliert biologisch-dynamischen vollwertigen und schadstoffarmen Ernährung. Aus umweltmedizinischer Sicht sollten die heutigen Nahrungsmittel möglichst direkt vom ökologisch arbeitenden Erzeuger, im Idealfall nur aus kontrolliert biologischem Anbau, stammen.

Regeln für eine gesunde Ernährung

- Heute muss eine gesunde ganzheitliche Nahrung so weit wie irgend möglich naturbelassen sein, d. h. konservierte Nahrungsmittel, insbesondere chemisch haltbar gemachte Mikrowellenkost, Tiefkühlkost, Fertiggerichte, Fertigsuppen und Ähnliches sollten gemieden werden. Was man auf dem Teller hat, soll in seinen einzelnen Bestandteilen als Naturprodukt erkennbar sein.
- Aus ganzheitlicher Sicht sollte Schweinefleisch nach Möglichkeit kaum konsumiert werden. Nikotin, Kaffee und Alkohol bedürfen drastischer Einschränkungen. Gemieden werden sollte entkoffeinierter Kaffee. Er kann krebserregende Restprodukte aus dem Entkoffeinierungsprozess enthalten, der ein rein chemisch gesteuerter Vorgang ist.
- Gesunde, vitalstoffreiche Vollwertkost gibt eine gesunde und normale Bakterienbesiedlung im Darm, die wiederum zur Vorbeugung gegen Krebs sehr wichtig ist. Übermäßiger Fleisch- und Kohlehydratgenuss führen zu Fäulnis und Gärungsprozessen und begünstigen das Entstehen von Darmkrebs.

Die fünf Säulen der Hildegard-Medizin

Den Alkoholkonsum reduzieren

Ein großes Problem ist der weit verbreitete chronische Alkoholabusus. Durch steten übermäßigen Alkoholkonsum kann es zu einer Vielzahl von organischen Folgeerkrankungen kommen, die allesamt den Alterungsprozess beschleunigen.

Fettarme Kost bevorzugen

Chronisch erhöhte Fette im Blut beschleunigen ebenfalls den Alterungsprozess. Dazu gehören vor allem LDL-Cholesterin, Triglyzeride, Lipoprotein und Homocystein.

INFO

Etwa 40 % der deutschen Bevölkerung leiden an Übergewicht und haben dadurch eine deutlich geringere Lebenserwartung.

Ein weit verbreitetes gesellschaftliches Problem ist die Fettsucht (Adipositas). Bei Übergewicht hat sich der Organismus zu viele Fettdepots angelegt, was vor allem in Form von unverwertetem Cholesterin und Phospholipiden geschieht. Normalerweise herrscht im Fettstoffwechsel ein Gleichgewicht zwischen Fettaufbau (= Lipogenese) und Fettabbau (= Lipolyse) sowie zwischen Zuckeraufbau (= Glucogenese) und Zuckerabbau (= Glucolyse). Bei Fettsucht sind die Verhältnisse zugunsten von Lipogenese und Glucogenese verschoben. Es kommt zu einer erhöhten Produktion von Triacylglyzerin.

Wissenswertes

Auf Vitalstoffversorgung achten

Für eine ausreichende Vitalstoffversorgung ist es wichtig, die Nahrung möglichst naturbelassen und frisch zu konsumieren und keine „toten" Lebensmittel zu wählen. Ein erster Schritt in diese Richtung ist beispielsweise die Wahl eines guten lebenden Öles. Öle und Fette sind lebensnotwendig für uns alle. Sie sorgen für das Funktionieren der Hochleistungszellen in Herz, Gehirn, Leber und Drüsen und somit für Leistungskraft und Vitalität. Unsere Zivilisationskost beinhaltet sehr viele „versteckte Fette", beispielsweise in Wurst und Fleisch sowie Fisch, aber auch in Brotaufstrichen oder Schokolade.

Fettsucht betrifft nicht nur Bauch, Hüfte und Schenkel, sondern vor allem auch Blutgefäße und innere Organe. Hauptursachen für die Zunahme von Adipositas sind sitzende Tätigkeiten, generelle Bequemlichkeit und Unbeweglichkeit in der Freizeit. Mehr als die Hälfte der

Bevölkerung verbringen 80 % der Abende vor dem Fernseher. Hinzu kommen zunehmender Alkoholgenuss, Nikotinabusus und ungesunde, einseitige, fettreiche Ernährung. Der Durchschnittsbürger nimmt täglich ungefähr 200 Gramm Fett zu sich.

Die richtigen Fette wählen

Es kann äußerst problematisch werden, wenn minderwertige Fette und Öle verarbeitet wurden. Viele hochgiftige Umweltschadstoffe sind „lipophil", das heißt „fettliebend". Aus diesem Grund werden sie bevorzugt von Ölen und Fetten aufgenommen, gebunden und im Körper gespeichert.

Dazu gehören unter anderem Dioxine und Furane, Pflanzen- und Holzschutzmittel wie Lindan, Pentachlorbenzol oder -phenol, polychlorierte Biphenyle, aber auch Schwermetalle wie Blei, Quecksilber oder Kadmium.

Entscheidend ist die Einnahme der richtigen Fette: Obwohl die meisten von uns eher zu viele Fette zu sich nehmen, weisen etwa 80 % der Bevölkerung ein Defizit an essenziellen ungesättigten Fettsäuren auf. Besonders reich an ungesättigten Fettsäuren sind Leinsamen und Weizenkeime.

TIPP

Ihr Körper braucht ungesättigte Fettsäuren. Sie liefern wichtige Energie.

Gute und schlechte Omega-Fettsäuren

Leinsamen enthalten das Leinöl, welches besonders reich ist an Omega-3-Fettsäuren. Diese wirken entzündungshemmend, schützen Venen und Arterien und wirken vorbeugend gegenüber Thrombosen und Herzinfarkten. Weizenkeime enthalten ein Öl, das reich an Vitamin E und wichtig für antioxidative Prozesse ist.

Bei den ungesättigten Fettsäuren differenziert man drei verschiedene so genannte Omegatypen: Omega-6-Fettsäuren, Omega-3-Fettsäuren und Omega-9-Fettsäuren.

Die meisten Omega-6-Fettsäuren haben Eigenschaften, die den Alterungsprozess beschleunigen. Sie sind reichlich in Wurst, Fleisch, Eiern, Milchprodukten und Nüssen enthalten. Bekannt ist die Arachidonsäure, aus der sich die Prostaglandine 1, 2, α ableiten. Diese trei-

Die fünf Säulen der Hildegard-Medizin

ben den Alterungsprozess erheblich voran, denn sie unterstützen Entzündungen und schädigen Gelenke sowie Gefäße. Zudem fördern sie rheumatische Arthritis und Thrombosen.

Wissenswertes	Anti-Aging-Fettsäuren
	Omega-3-Fettsäuren gehören eher zu den Anti-Aging-Fettsäuren. Aus ihnen entstehen in den Zellen die Prostaglandine 1, 2, β und 1, 2, γ. Omega-3-Fettsäuren besitzen positive Eigenschaften. Sie hemmen Entzündungen, schützen die Gefäße, verbessern Fließeigenschaften im Blut, verhindern Thrombosen und bieten Schutz vor Herzinfarkten. Am bekanntesten ist die einfach ungesättigte Ölsäure, die hauptsächlich in Früchten, Pflanzensamen und den daraus hergestellten Ölen enthalten ist.

Gute und schlechte Fette

- Zu den Nahrungsmitteln, die besonders reich an ungesättigten Fettsäuren sind, gehören Sonnenblumenkerne, Weizenkeime, Nüsse, unerhitzte Mandeln, Avocados und hochwertige, ungedämpfte native Speiseöle.
- Nahrungsmittel, die man nur bedingt verzehren sollte, sind Olivenöl, Kokosfett, Butter in ökologischer Qualität und Reformmargarine.
- Nahrungsmittel, die man zwingend meiden sollte, sind Pommes frites, Fastfood, Fertiggerichte, herkömmliche Margarine und Brat- und Backfette.

Auf Fleisch besser verzichten

Heute reicht es nicht, wenn man die Fleischsorten nach den gerade erwähnten Hildegard-Kriterien auswählt. Leider sind zahlreiche Fleisch- und Wurstsorten schadstoffbelastet: Aus vielen Schinkensorten, die man ans Licht hält, schillern uns im Fettgewebe gebundene Schwermetalle entgegen. Generell sollte man auf Fleisch eher verzichten. Vor allem dann, wenn man geschwächt, krank oder schwer krank ist, kann Fleisch den Heilungsprozess gefährden oder verhindern.

So erwähnt beispielsweise bereits die heilige Hildegard von Bingen Mechanismen der Tumorentstehung durch Fleischgenuss:

2. Säule – Den Körper nähren

„...Wenn gesunde Leute viel Fleisch im Übermaß essen, neigen sie zur Geschwürbildung."

Prinzipiell sind fettes Fleisch und blutreiche Speisen zu meiden. Diese werden schwer verdaut, bleiben lange im Magen und schaden dadurch.

Tierfleisch macht Menschenfleisch fettig. Gesunde, magere Leute können Fleisch oder etwas fette und blutreiche Speisen essen.

Nahrungsmittel-Allergene

Die beste Prophylaxe und Therapie bei Nahrungsmittel-Unverträglich-keiten oder -Allergien ist das Meiden potenziell unverträglicher oder allergener Nahrungsmittel. Verursacher von Unverträglichkeitsreaktio-nen oder allergischen Sofort- oder Spätreaktionen können sein:

- Minderwertige Fabrikzucker in Cola, Limonade, Schokolade, Süßigkeiten
- Minderwertige Auszugsmehle in Brot, Semmeln, Gebäck aus Fertigbackmischungen
- Minderwertige Auszugsöle und minderwertige Fabrikfette
- Minderwertige Reis- und Nudelsorten
- Chemische Küchenzutaten wie Gelantine, Fertigsoßen, Ketchup und Konserviertes
- Fastfood
- Genussgifte wie Nikotin, Koffein, Alkohol
- Bestrahlte Nahrung oder Mikrowellen-Kost
- Mit Pestiziden belastete Lebensmittel: gespritztes Obst und Gemüse
- Mit Medikamenten belastetes Fleisch: Schweine-, Kalb-, Rindfleisch können Östrogene, Thyreostatika, Anxiolytika, Amphetamine, Anabolika etc. enthalten.
- Mit Inhumanität belastetes Fleisch, z. B. wenn Truthähne und Hühner aus modernen Zuchtfabriken stammen.

Hinweis

Allergien können in vielen Fällen durch die Ernährung ausgelöst werden.

Achten Sie auf Zusatz- und Hilfsstoffe

Zusatz- und Hilfsstoffe finden sich infolge ähnlicher Produktionstechni-ken in Tabletten, Filmtabletten, Dragees und Retardformen bis hin zur Kapsel. Auf zaahlreiche Hilfs- und Zusatzstoffe, die in der modernen

Die fünf Säulen der Hildegard-Medizin

pharmazeutischen Industrie nahezu ausnahmslos verwendet werden, ist bei chemisch sensibilisierten Menschen mit größter Sorgfalt zu achten.

Konservierungsmittel in Medikamenten

Der Zusatz auf einer Arzneimittelpackung „No added preservatives" bedeutet, dass der Hersteller keine zusätzlichen Konservierungsmittel bei der Produktion verwendet hat. Dies schließt aber nicht aus, dass Rohstoffe, aus denen das Medikament besteht, bereits vorher mit Konservierungsmitteln behandelt wurden.

Dies kann insbesondere für Präparationen gelten, die fettlösliche Vitamine (A, D, E, K) enthalten. Labile oder oxidationsempfindliche Substanzen werden nur unter Zusatz von Stabilisatoren (Butylhydroxyanisol, Butylhydroxytoluol) und Konservierungsmitteln (Natriumbenzoatsäure, Sorbinsäure) längere Zeit gelagert. Am Beispiel von Vitamin A lässt sich dies exemplarisch aufzeigen.

Darüber hinaus werden Vitamine auch in flüssiger Form, beispielsweise als Emulsion, auf dem Arzneimittelmarkt angeboten. Aber auch Aminosäurederivate wie das L-Carnitin werden in flüssiger Form, natürlich konserviert, verarbeitet.

Es ginge auch mit natürlichen Farbstoffen!

Tabletten, Dragees oder Kapselhüllen müssen nicht unbedingt mit allergisierenden Farbstoffzusätzen versetzt sein. Hierfür würde sich beispielsweise Betacaroten als Farbstoff ebenfalls gut eignen.

Warum Hilfsstoffe?

Hilfsstoffe entspringen grundsätzlich produktionstechnischen Überlegungen: Eine Hochgeschwindigkeitspresse stellt an das Füllgut spezielle Anforderungen. Dies bringt bei schwierig zu verpressenden Materialien (Mineralien, Spurenelementen) den Einsatz vieler Hilfsstoffe mit sich.

Bei Tablettenproduktionszahlen von mehreren 100 000 Stück pro Stunde werden die Rohstoffe auf Dextrose, Lactose oder diverse modifizierte Cellulose aufgesprüht, um die schnelle Verarbeitung sicherzustellen.

Natürliche Enzyme wie Bromelain, Papain oder Pankreatin sind nur mit Milchzucker verschnitten erhältlich. Hypoallergene Herstellung würde eine Herstellung gegen den Trend bedeuten.

> **INFO**
>
> Der Hinweis „Ohne Konservierungsstoffe" bezieht sich in der Regel nur auf die Weiterverarbeitung der Rohstoffe.

Dinkel

Dinkel stellt für Gesunde und Kranke mit Kälte und Leere das Haupt- und Basismittel bei der gesunden, schadstoffarmen ausgewogenen Ernährung dar. Für (kranke) Menschen mit Fülle und Hitze ist er ein Küchengift. Hildegard empfiehlt den Dinkel („Spelz") bereits in der „Physica" folgendermaßen:

„... Der Dinkel ist das beste Getreide. Er ist warm und fett und kräftig. Er ist milder als andere Getreidearten. Er bereitet dem, der ihn isst, rechtes Fleisch und rechtes Blut. Er macht frohen Sinn und Freude im Gemüt des Menschen. Und wie auch immer man Dinkel isst, sei es im Brot, sei es in anderen Speisen, er ist gut und mild." (P.L. 1131 Cl D)

Dinkel ist für umweltbelastete Menschen mit Kälte und Leere das Basis-Therapeutikum in der angewandten Umweltmedizin. Die Deckspelze schützt vor Umweltgiften wie Insektiziden, Herbiziden und Pestiziden, denn sie stellt eine Schutzbarriere vor Radioaktivität dar.

TIPP

Dinkel ist vor allem ein ideales Immunstimulans- und Basis-Therapeutikum beim Anti-Aging.

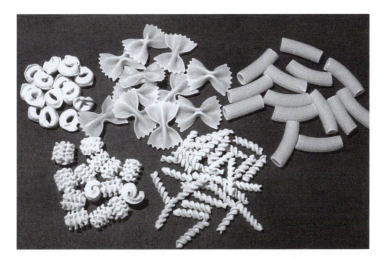

Das Gute mit dem Nützlichen verbinden: Dinkel-Teigwaren aus dem Reformhaus

Außerdem ist Dinkel reich an Thiozyanaten. Diese sind wichtig für die Abwehr gegenüber Allergenen, Toxinen, Kanzerogenen und vor allem zur allgemeinen Entgiftung des Körpers.

Im Vergleich zum Weizen ist Dinkel reicher an Kohlenhydraten und Mineralien, insbesondere Eisen und Phosphor. Dinkel enthält auch mehr Vitamine, vor allem Vitamin B6 (PP = Pyridoxalphosphat), Kal-

Die fünf Säulen der Hildegard-Medizin

zium-Pantothenat, mehr Gesamtfettsäuren (insbesondere Oleinsäure) und am meisten Polyensäuren (insbesondere Linolsäure).

Nahrungsmittel-Ergänzungen

TIPP

Um Mangelerscheinungen vorzubeugen, empfiehlt sich vor allem bei Kranken und Älteren die Einnahme von entsprechenden Präparaten.

Vitamine, Mineralstoffe und Spurenelemente sollten in Abhängigkeit von der klinischen Symptomatik und den Laborbefunden des Einzelnen substituiert bzw. zugeführt werden.

So ist bei Stress der Verbrauch an Vitamin A erhöht. Frauen, die über prämenstruelle Beschwerden klagen, haben häufig einen Vitamin-B6-Mangel. Vitamin-E-Mangel ist häufig und äußert sich oft in klimakterischen Beschwerden. Schwermetalle führen oft zu einem Mineralstoff- und Spurenelementmangel.

Um den täglichen Bedarf an Vitaminen, Mineralstoffen und Spurenelementen zu decken, empfiehlt sich eventuell zusätzlich die Einnahme entsprechender Präparate:

Vitamin C, Vitamin E, Selen, Betacaroten = Vitamin A, Bikarbonat, Magnesium, Kalzium, Zink, Glutathion, Cystein, Taurin, Methionin und Niacin = Vitamin B_3.

3. Säule – Gesund leben

3. Säule – Gesund leben – Anti-Aging-Medizin

(Unter besonderer Berücksichtigung der Hildegard-Heilkunde)

Anti-Aging-Medizin lässt sich mit der Hildegard-Heilkunde sinnvoll kombinieren. Sie hat folgende günstige Auswirkungen:

- Anti-Aging-Medizin hilft, möglichst lange fit zu bleiben.
- Anti-Aging-Medizin heißt, altersbedingte Störungen frühzeitig zu entdecken, vorzeitig zu behandeln und, wenn möglich, auch rückgängig zu machen.
- Anti-Aging-Medizin ist „Hilfe zur Selbsthilfe", um möglichst lange sinnvoll leben zu können.

Anti-Aging-Sprechstunde

Wissenswertes

In meiner Praxis führe ich seit Jahren sehr erfolgreich eine Anti-Aging-Sprechstunde durch. Zu den wesentlichen Punkten gehören Lebensberatung und psychosomatische Medizin. Dies umfasst natürlich auch die Ernährungsberatung, Hilfen zur gesunden Ernährung und das Zusammenstellen individueller Nahrungsmittel-Ergänzungskonzepte. Individuell erfolgen Hormon-, Stressrisiko-, Mineralstoff- oder Giftstoff-Check und die dazugehörigen Beratungen bzw. im Anschluss daran die erforderlichen Therapien.

Anti-Aging-Analyse

Hier folgt eine Auswahl möglicher Untersuchungen, die zu einer umfassenden Anti-Aging-Analyse gehören:

- Ausführliche ganzheitliche Anamnese und Beratung
- Ganzkörper-Untersuchung, gynäkologische Untersuchung
- „Krebsvorsorge plus" (einschließlich Dünnschicht-Zytologie, Ultraschall, Farb-Ultraschall, Farb-Doppler, Brust-Spezial-Farb-Ultraschall)

189

Die fünf Säulen der Hildegard-Medizin

- Computeranalyse zur Bestimmung des biologischen Alters und Bestimmung von Muskel-, Fett- und Wassergehalt
- Osteoporose-Analyse (Ultraschall-Knochendichtemessung plus Osteoporose-Laboruntersuchung)
- Bindegewebsmessung (Ultraschall-Messung plus Laboruntersuchung)
- Analyse des Anti-Aging-Hormonstatus, Mineralstoff-Analyse und Giftstoff-Analyse
- Speziallabor zur Bestimmung von oxidativem Stress und Immunstatus
- Bestimmung von „Tumor-Markern" (Früherkennung von Tumorzellen im Blut)
- Gen-Check zur Feststellung und Prophylaxe von Risiko-Erkrankungen

Anti-Aging-Therapie

Das Ergebnis der durchgeführten Anti-Aging-Analyse zeigt auf, welche Maßnahmen individuell zu ergreifen sind, um einer vorzeitigen Alterung oder möglichen Erkrankungen vorzubeugen. Nachfolgend eine Auswahl der Therapieformen:

- Hormonersatztherapie: Nach der Analyse des Hormonstatus erfolgt der Ersatz fehlender Hormone, wenn möglich naturheilkundlich.
- Vitalisierungs-Kuren (Immun-Infusionen, Sauerstoff-Ozon-Therapie, Immun-Akupunktur)
- Behandlung mit Antioxidantien und Vitaminen nach ausführlicher individueller Analyse der Laborwerte.
- Entgiftungskuren (Fastenkuren, Chelat-Therapie, Symbioselenkung, Darmsanierung) und Anti-Pilz-Kuren
- Schlankheitskuren, natürliche Gewichtsreduktionstherapie einschließlich Ernährungsberatung
- Ästhetische Operationen wie Faltenentfernung, Faltenunterspritzung oder ästhetische Lasertherapie
- Gesprächstherapie (Hilfen zur Stressvermeidung), Psychotherapie

4. Säule – Die Abwehr stärken: Immuntherapie

Es gibt eine Reihe von Therapieverfahren, mit deren Hilfe man das Immunsystem stärken und stabilisieren kann. Bei meinen Patientinnen führe ich folgende Therapien zum Teil mit sehr großem Erfolg durch:

- Immun-Infusionen
- Sauerstoff-Ozon-Therapie
- Antioxidantien-Therapie
- Darmsanierung (Colon-Hydro-Therapie)
- Fitness-Entschlackungskuren, Heilfasten
- Eigenblut-, Mistel-, Thymus-Kuren
- Immun-Akupunktur und Phytotherapie
- Ernährungsberatung, Symbioselenkung

> **TIPP**
>
> *Eine starke Immunabwehr ist Grundvoraussetzung für eine langanhaltende Stabilisierung seelischer und geistiger Prozesse.*

Ozon-Therapie

Die „große Ozon-Eigenblut-Therapie" gehört zu den effektivsten Immun-Therapien. In mehreren Schritten wird das Blut optimal mit einem medizinischen Ozon-Sauerstoff-Gemisch angereichert. Die Atmung der Zellen kann deutlich verbessert und dadurch die Abwehr maximal stimuliert werden.

Anwendungsgebiete

Es gibt zahlreiche Anwendungsbereiche, bei denen die Ozon-Therapie Hilfe bringt. Sie verbessert die Durchblutung, steigert die Merkfähigkeit und stärkt die Abwehrkräfte. Sie wirkt hilfreich bei Infekten, Anspannung und Stress, aber auch bei hormonellen Störungen. Außerdem ist sie gut für die Gelenke, gegen Rheuma und Osteoporose und kann vorbeugend gegen Krebs und bei Abwehrschwäche wirken.

Die fünf Säulen der Hildegard-Medizin

Darmsanierung

Gut bewährt hat sich in meiner Praxis die Darminfusion, die so genannte Colon-Immun-Stimulations-Therapie oder kurz C.I.S.T.

Diese Immun-Therapie, die direkt über den Darm erfolgt, wirkt wie eine Kneipp-Kur von innen. Wichtig ist, dass stets nur mit hygienisch sauberen Einwegmaterialien gearbeitet wird.

Positive Wirkung

Bei Darm-Infusionen können folgende Mittel eingesetzt werden:

- Kräuter-Extrakte (z. B. Hildegard-Rezepturen)
- Immunstimulanzien (z. B. Mistel, Thymus, Faktor AF2), Antioxidanzien, Vitamine, Mineralstoffe und Spurenelemente
- Aminosäuren, Proteine oder Hormone
- pH-neutrale Symbionten-Mischungen, gegebenenfalls Antipilz- oder Antiparasiten-Mischungen, Autovaccinen etc.

Wissenswertes

Naturheilkunde bei Augenerkrankungen

Mit einer Colon-Immun-Stimulations-Therapie können in vielen Fällen positive Effekte erzielt werden. So kommt es dadurch zu einer Steigerung der Abwehr. Denn Immun-Mischungen stärken das Lymphsystem und 80 % der Lymphe befinden sich im Darm. Spezial-Immun-Mischungen sind bei Krebs und Immunschwäche sehr hilfreich. Bei Übergewicht unterstützen Spezial-, Schlankheits- oder Enzym-Mischungen das Abnehmen. Auch werden mittels Entgiftungsmischungen oder stoffwechsel-regulierenden Mischungen Entgiftungen und Entschlackungen vorgenommen. Auf diese Weise erfolgt die Schadstoff-Ausleitung bei Amalgam-, Schwermetall- oder Holzschutzmittel-Belastung etc. Zudem können Colon-Immun-Stimulations-Therapien auch zur Hormonregulation bei Zyklusstörungen, Wechselbeschwerden und Hitzewallungen beitragen. Und sie unterstützen die psychische Stabilisierung (z. B. bei Depressionen). Sie stärken die Gelenke (Osteoporose, Rheuma, Arthrose, Gelenkschmerzen) und verbessern außerdem die Durchblutung.

Darmsanierung bei Übergewicht

Übergewicht ist heute ein weit verbreitetes Übel. Damit verbunden sind oft starke hormonelle Störungen. Immer mehr Fastenkliniken bieten eine Reihe von Therapiekonzepten an: Dazu gehören die Einnahme von „Formula-Diät", Appetitzüglern wie Reductil, so genannten Lipasehemmern (z. B. Xenical), starken Diuretika sowie das „Gastric-Banding" etc.

Mindestens genauso effektiv kann eine gezielte fastenbegleitende Darmsanierung nach gezielter Verdauungsanalyse sein. Hierzu gehören u. U. fastenbegleitend Enzymtherapie, Symbioselenkung und Darminfusionen. Als Darminfusionen können Colon-Hydro-Therapie oder Colon-Immun-Stimulations-Therapie angewendet werden. Sie erfolgen mit entsprechenden vorher ausgetesteten Zutaten.

Bioresonanz-Verfahren

Das Bioresonanz-Verfahren, eine Weiterentwicklung der so genannten Elektroakupunktur, ist ein elektronisches Regulationsverfahren ohne Medikamente. Die Bioresonanz-Diagnostik misst körpereigene Schwingungen. Sind diese Schwingungen nicht in Harmonie, können Krankheiten entstehen. Mit der Bioresonanz-Therapie kann die Harmonie wiederhergestellt werden.

Mithilfe der Bioresonanz-Diagnostik erfolgt u. a. die Austestung von Therapiekonzepten und Therapeutika (Medikamente, Kräuter, Homöopathika, Nahrungsmittel etc.). Sie wird auch zur Allergieaustestung und zu Unverträglichkeitstests eingesetzt und sie dient zur Feststellung von Störfeldern, Herden und ggf. Erkrankungen im Frühstadium etc.

Mit der Bioresonanz-Therapie können gute Erfolge erzielt werden bei der Behandlung von Umweltkrankheiten, vor allem von Allergien (elektronische Hyposensibilisierung). Außerdem wird sie zur spezifischen Schadstoffausleitung von Amalgam, Schwermetallen oder Holzschutzmitteln eingesetzt.

Sie wirkt auch positiv bei der Immunmodulation (Abwehrsteigerung) und Stoffwechselregulation (Hormonsystem, Herz, Kreislauf, Leber, Galle, Milz, Bauchspeicheldrüse, Lunge, Magen, Darm, Niere, Blase, Psyche etc.).

Die fünf Säulen der Hildegard-Medizin

Magnetfeld-Therapie

Die Magnetfeld-Therapie wird vorwiegend in Schmerz- und Reha-Zentren (Bad Griesbach, Füssing, Wörishofen, Wiessee) erfolgreich durchgeführt. Besonders bewährt hat sie sich zur ergänzenden Immun-Therapie, zur Förderung der Durchblutung und Wundheilung. Gute Erfolge zeigen sich auch bei hormonellen Störungen, nach Operationen gegen Verwachsungsschmerzen und gegen Schmerzen im Bereich der Lendenwirbelsäule und angrenzender Körperteile (Lumbago), Ischias, Osteoporose, Kopfschmerz, Migräne.

Des Weiteren wird sie gegen Hüft-, Knie- und Ellbogen-Schmerzen, bei Arthrose und Rheuma, aber auch bei HWS- (Halswirbelsäule), LWS- (Lendenwirbelsäule) und BWS-(Brustwirbelsäule-)Syndrom angewendet. Besonders effektiv kann die Magnetfeld-Therapie sein, wenn sie gleichzeitig mit Akupunktur und einer Sauerstoff-Ozon-Therapie kombiniert wird.

> **INFO**
>
> *Hier wird ein homogenes, gepulstes und getaktetes Magnetfeld eingesetzt.*

Traditionelle Chinesische Akupunktur (T.C.A.)

Die Anwendung der Traditionellen Chinesischen Akupunktur hat sich schwerpunktmäßig bei einer Reihe von Beschwerden und Erkrankungen bewährt.

So trägt T.C.A. zur Hormonregulation bei Zyklusstörungen und Zyklusschmerzen, bei Wechselbeschwerden, Myomen und Endometriose sowie Sterilität bzw. Kinderwunsch bei.

Als Schmerztherapie kann sie bei hormonabhängiger Migräne, Kopfschmerzen, Pelvipathien, Ischias sowie bei Wirbelsäulen- und Hüftschmerzen helfen.

Während der Schwangerschaft ist T.C.A. bei Emesis (Übelkeit, Erbrechen), bei Schmerzen und Ödemen (Wassereinlagerungen) sehr hilfreich, wird aber auch bei der Geburtsvorbereitung und zur Raucherentwöhnung angewendet.

Außerdem dient sie als Regulationstherapie für die Psyche (zur Stress- und Konfliktbewältigung, bei Depressionen und Wechselbeschwerden), fördert aber auch die Regulierung von Stoffwechsel und

4. Säule – Die Abwehr stärken

Verdauung. Zudem ist sie gut für Knochen, Muskeln, Herz, Kreislauf, Durchblutung und Venen.

Als Immuntherapie wirkt die Traditionelle Chinesische Akupunktur unterstützend zur Schulmedizin bei Immundefiziten, Krebs und Abwehrschwäche. Und als Entgiftungstherapie unterstützt sie die natürlichen Entgiftungsfunktionen.

Osteoporose-Therapie

Wie bereits erwähnt, nimmt die Zahl der Osteoporose-Kranken immer mehr zu. Seit Jahren habe ich deshalb eine eigene Osteoporose-Sprechstunde mit naturheilkundlichem Schwerpunkt eingerichtet.

Was für einen guten Knochenbau wichtig ist

Ein guter Knochenbau hängt mitunter von mehreren Faktoren ab. Geringe Mengen an Vitamin D müssen vorhanden sein, damit Kalzium in die Knochen eingebaut werden kann.

Fluorid vermehrt die trabekuläre Knochenmasse, kann aber die corticale (äußere) Knochenmasse vermindern. Daher empfiehlt sich eine Fluoridtherapie nur bei schwerer Osteoporose der Wirbelkörper, nicht aber zur Prophylaxe und nicht länger als 5 Jahre.

Kalzitonin kann evtl. Patientinnen helfen, bei denen eine Östrogentherapie kontraindiziert, also nicht anwendbar ist. Wichtig ist dabei eine ausreichende Kalziumsubstitution.

Kalzium ist für den Knochenstoffwechsel lebensnotwendig. Eine Dosis von 800 mg/Tag ist ausreichend, bei starker Osteoporose erhöht sich die Dosis auf 1 500 mg/Tag.

Und zuletzt sollte eine ausgewogene Bilanz von Östrogenen, Nebennierenrinden- und Schilddrüsenhormonen vorhanden sein.

Moderne Diagnose

Zunächst empfiehlt sich eine **Osteoporose-Messung** mit Ultraschall. Es können verschiedene Schwächegrade gemessen werden.

Bindegewebsmessung. Auch Bindegewebsschwäche kann mit Ultraschall im Frühstadium bereits erkannt werden. Hierbei erfolgt

TIPP

Die beste Prophylaxe gegen Osteoporose ist regelmäßige körperliche Aktivität.

eine Vermessung der Feinstrukturen im Weichgewebe. So können die Kollagen- und Elastin-Strukturen im Bindegewebe indirekt beurteilt werden.

Wissenswertes

> ### Wofür brauchen wir Kollagen und Elastin?
>
> Kollagen und Elastin sind zum Aufbau unseres Bindegewebes und zur Bildung unseres Hüll- und Stützgewebes notwendig. Sie sorgen für die Elastizität von Zellen und Organen und ermöglichen die Vitalität von Haut, Knochen, Knorpel, Gefäßwänden, Sehnen und Bändern.

Therapieansätze

Bei Osteoporose gibt es u. a. folgende Therapieansätze. Man versucht zunächst, die individuelle Ursache zu finden. Häufig müssen Lebensweise, Ernährung und Stoffwechsel umgestellt bzw. verbessert werden. Das kann beispielsweise durch ein Optimieren der Hormone, wenn möglich naturheilkundlich, durch natürliches Progesteron, Östrogen oder natürliches DHEA geschehen. Oder man führt eine Bindegewebs- und Lymphtherapie durch. Falls die Durchblutung gefördert werden muss, ist eine Ozon-Eigenblut-Therapie sehr hilfreich. Eventuell erfolgt auch eine Entgiftung (Chelat-Therapie, Colon-Entgiftung, Aderlass) oder die Anwendung einer Niacin-, Citrin- oder Piccolinat-Kur. Oft ist auch die Substitution von Vitaminen, Spurenelementen, Mineralstoffen, Aminosäuren etc. und/oder ein Ausgleich des Zucker-, Eiweiß-, Fettstoffwechsels erforderlich.

Bindegewebs- und Lymph-Therapie (B.L.T.)

Liegt eine Bindegewebsschwäche im Frühstadium vor, so können vorbeugende Maßnahmen ergriffen werden. Sind bereits erste Anzeichen für Erschlaffungstendenzen der Fasermatrix nachweisbar, wird vorzeitiger Bindegewebs- und Knochenalterung vorgebeugt.

Später drohende Falten, Senkungen oder Osteoporose werden durch gezielte Gabe von Mineralstoffen, Kräutern, Spurenelementen, Hormonen oder durchblutungsfördernde Therapien (Ozon-Infusionen mit Antioxidantien etc.) verhindert.

Anwendung und Wirkung

Bei Bindegewebsschwäche hat sich in meiner Praxis die Bindegewebs- und Lymph-Therapie (B.L.T.) sehr gut bewährt. Indikationen für dieses Verfahren sind mitunter Lymph-Stau, Ödeme, Bindegewebs- und Venenschwäche, Zellulitis, Wassereinlagerungen, schwere Beine und Gelenkschmerzen.

Die Wirkungsweise des Verfahrens ist relativ einfach: Es wird für eine Regulation und Stärkung des Bindegewebes gesorgt. Zudem wird die Motorik der Lymphgefäße gesteigert und es kommt zur Stimulation des Lymphgefäß-Netzes. So wird der Flüssigkeitsaustausch zwischen Zellen gefördert und eine Verjüngung des Bindegewebes bewirkt.

Behandlungsdauer

Die Behandlungsdauer des Verfahrens variiert folgendermaßen:

Zur allgemeinen **Bindegewebs- und Lymph-Stimulation** sollte die Patientin für die ersten 10 Behandlungen nach Möglichkeit zweimal wöchentlich kommen, anschließend einmal wöchentlich.

Zu einer **Zellulitis-Reduktion** sind mindestens 15 Behandlungen erforderlich, wobei die Patientin zu Beginn zweimal wöchentlich behandelt werden sollte. Ab dem Zeitpunkt sichtbarer Veränderungen reicht dann einmal wöchentlich (etwa ab der 8. Behandlung). Nachbehandlungen zur Aufrechterhaltung des Resultats empfehlen sich einmal im Monat.

Für eine erfolgreiche **Bindegewebs-Straffung** sind mindestens 20 Behandlungen notwendig, die zu Beginn zweimal pro Woche erfolgen sollten. Ab dem Moment sichtbarer Veränderungen reicht einmal wöchentlich (ca. ab der 10. bis 12. Behandlung). Nachbehandlungen zur Aufrechterhaltung des Resultats empfehlen sich einmal im Monat.

Kombiniertes Therapie-Konzept

Die Verfahren zur Bindegewebs- und Lymph-Stimulation, Zellulitis-Reduktion bzw. Bindegewebs-Straffung können erfolgreich mit anderen Maßnahmen kombiniert werden. Dazu gehören spezielle Infusionen, Ozon-Eigenblut-Therapie, Diät, Phytotherapie, natürliche Hormontherapie, die Gabe von Mineralstoffen und Spurenelementen sowie Akupunktur zur Harmonisierung des Stoffwechsels.

Die fünf Säulen der Hildegard-Medizin

5. Säule – Regelmäßig entgiften: Entgiftungstherapie

Heute weiß man aus einer Reihe von Studien, dass viele Umweltgifte Frauenkrankheiten verursachen. Insbesondere bei folgenden Erkrankungen ist ein Zusammenhang nachgewiesen oder zumindest sehr wahrscheinlich: Zyklusstörungen, Prämenstruelles Syndrom (PMS), Dysmenorrhö, vorzeitiger Wechsel, Ovarialzysten, Endometriose, Myome in der Gebärmutter, Mastopathie, Brustkrebs, Immunschwäche und vorzeitiger Alterungsprozess.

Umweltmedizinische Zusammenhänge

Achtung!

Schadstoffe können überall enthalten sein: in der Luft, im Boden und im Wasser.

Die Reihe der Umweltgifte, denen wir tagtäglich ausgesetzt sind, ist relativ lang. Eine besondere Gefahrenquelle stellen Farben, Lacke und Kleber dar. Hochgiftige Holzschutzmittel und Lösungsmittel dampfen aus Möbeln aus, häufig aus Bauernschränken, Bettgestellen, Regalen, Büromöbeln, Wänden, Decken und Parkettböden. Aber auch Verbundmaterialien (sie können Schwermetalle enthalten) und Isolationsmaterialien können schädlich sein.

Über die Nahrung nehmen wir Hormon-, Nerven- und Immungifte auf wie Pestizide, Lösungsmittel, Weichmacher, Dioxine, Furane, zyklische Aromaten etc. Und selbst die Arbeit am Computer, Rechner und Drucker birgt Risiken, hervorgerufen durch Flammschutzmittel.

Zusammenfassend ist daher festzuhalten, dass die folgenden Schad- und Giftstoffe unbedingt zu meiden sind (denn sie alle können den Zyklus stören, Frauenkrankheiten auslösen und/oder Krebs verursachen):

- Drogen, Medikamente
- Genussgifte (Alkohol, Koffein, Nikotin, auch in Form von Passivrauchen)
- Auto- und Industrieabgase
- Lösungsmittel (z.B. in Farben, Lacken, Klebern, Isolationsmaterialien)

- Schwermetalle wie Quecksilber, Kadmium, Blei, Arsen
- Pestizide und Holzschutzmittel, vor allem HCB, PCP, Lindan, DDT
- Weichmacher
- Strahlen in Form von Radioaktivität, UV-Strahlung, Mikrowellen

Negative Effekte von Holzschutzmitteln

Umfangreiche Untersuchungen gibt es beispielsweise für das Holzschutzmittel Pentachlorphenol (PCP). PCP stört und blockiert Hormon- und Immunsystem, verändert das Erbgut und verursacht Krebs, vor allem Brustkrebs. Bei jungen Frauen verhindert es den Kinderwunsch, bewirkt vermehrt Abgänge (= Aborte) und Komplikationen bei Geburten. Häufig ist es die Ursache von Myomen, Endometriose, Eierstockzysten etc.

Zu den hormonellen Effekten von Holzschutzmitteln zählen insbesondere Störungen und Blockaden der Nebenniere (Cortisol, DHEA), Störungen der weiblichen Hormone (wie Östradiol, Östriol, Östron), der Gelbkörper-Hormone (hier vor allem Progesteron) und der männlichen Hormone. Auch kann es zu gestörten Hormonen der Hirnanhangsdrüse kommen.

Auch Quecksilber stört das Hormonsystem

Ein weiteres Gift, von dem wir wissen, dass es starken Einfluss auf das Hormonsystem nimmt, ist Quecksilber (Hg). Je nach Grad der Konzentration waren verschiedene Effekte festzustellen. Selbst gering erhöhte Hg-Serum-Konzentrationen können die Störung hormoneller Regelkreise zur Folge haben wie Mangel an Hormonen (z. B. Gelbkörperhormon, Testosteron, Schilddrüsen-Stimulationshormon, DHEA, Wachstumshormon, Melatonin). Bei höheren Hg-Serum-Konzentrationen kann es sogar zur kompletten Blockade endokriner Regelkreise kommen. Das können Fehlfunktionen von Hypophyse und Nebennierenrinde sein, hormonelle Blockaden der Kollagen- und Elastin-Synthese (wichtig für elastisches Bindegewebe, gute Gelenke, Sehnen, Muskeln etc.), nervlich-hormonelle Ausfälle oder psychische Veränderungen wie Sinnentleerung, Persönlichkeitsentfremdung, Isolation und erhöhte Selbstmordgefährdung.

Risikofaktor Amalgam

Mehrere Studien von Professor Drasch vom Institut für Gerichtsmedizin in München ergaben, dass die Konzentration von Quecksilber in endokrinen Organen mit der Anzahl der Amalgamfüllungen korreliert.

So steigt die Quecksilber-Konzentration in Eierstöcken (und auch in Hoden), Brustdrüse, Schilddrüse, Hirnanhangsdrüse, Gehirn etc. mit der Anzahl quecksilberhaltiger Zahnlegierungen und mit dem Alter der Legierungen. Das heißt, je länger man Legierungen hat, desto mehr Quecksilber geht in den Körper.

Zudem waren im Gehirn von Zahnärzten bis zu hundertfache Quecksilber-Konzentrationen nachweisbar. In den Hirnanhangsdrüsen von Zahnärzten und Zahnarzt-Helferinnen waren gar bis zu tausendfache Quecksilber-Konzentrationen nachweisbar.

Quecksilber stört das Immunsystem

Quecksilber schädigt vor allem auch das Immunsystem. So kann eine chronische Quecksilber-Belastung selbst bei gering erhöhten Hg-Serum-Konzentrationen zahlreiche immunologische Defizite auslösen.

Diese wiederum können zur Folge haben, das sich der hormonelle und immunologische Alterungsprozess beschleunigt: Man ist anfällig für Infekte, leidet unter Müdigkeit, Leistungstief und Schlafstörungen. Zudem besteht eine verminderte Abwehr gegenüber Radikalbildung, Oxidation und der Entstehung bösartiger Geschwülste (= Onkogenese).

Warum muss entgiftet werden?

Es ist eine traurige Tatsache, dass heute regelmäßig entgiftet werden muss. Doch wir werden täglich in zunehmendem Maße mit Schadstoffen belastet. Und all diese Umweltgifte können Krankheiten verursachen:

- Jeder Dritte hat Allergien wie Heuschnupfen, Asthma etc.
- Allergien beschleunigen erheblich den Alterungsprozess.
- Umweltgifte führen zu Unverträglichkeiten und Nahrungsmittel-Allergien: Entgiftung hilft.
- Ungleichgewicht im Magen-Darm-Trakt (chronische Dysbiose)

5. Säule – Regelmäßig entgiften

- Chronische Blockade des Immunsystems im Darm: Pilze und Parasiten belasten den Darm schwer.
- Fett-, Eiweiß-, Zuckerstoffwechsel sind gestört.
- Durch die Giftstoffe im Körper verschiebt sich der pH-Wert, Enzyme fehlen: Die Folge sind Gewichtszunahme (zum Teil sogar trotz gesunder Ernährung), Völlegefühl und Unwohlsein.
- Schwere Stoffwechselkrankheiten sind die Folge, die Hormone spielen verrückt.
- Der Alterungsprozess wird erheblich beschleunigt und Krebs kann leichter entstehen.

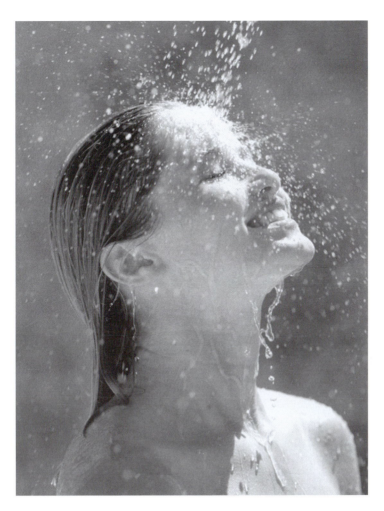

Die fünf Säulein der Hildegard-Medizin

Entgiftungstherapien

In meiner Facharztpraxis werden Umweltgifte im Körper gezielt festgestellt und entgiftet. Dabei erreiche ich mit einer Reihe von Entgiftungsverfahren bei meinen Patientinnen gute Erfolge.

- Entgiftung mit Kräutern (Tees, Tinkturen etc.)
- Colon-Therapie (Darmentgiftung, C. I. S. T.))
- Fastenkuren mit Darmentgiftung und Symbioselenkung
- Schröpfen
- Physikalische Therapien (Schwitzkur, Sauna, Dampfbad etc.)
- Anti-Pilz-Kuren
- Chelat-Therapie
- Paraffin-Antidot-Entgiftung
- Schwermetall-Entgiftung, Amalgam-Entgiftung
- Aderlass (nach Hildegard, Kneipp, TCM, Ayurveda-Medizin etc.)
- Sauerstoff-Ozon-Entgiftungskur
- Entgiftungsakupunktur

Chelat-Therapie

Die Chelat-Therapie ist eine in den USA seit Jahrzehnten zur Schwermetall-Entgiftung (Blei, Quecksilber, Kadmium und Aluminium) angewandte Methode. In der Umweltmedizin, vor allem in der angewandten Toxikologie, aber auch in der modernen Anti-Aging-Praxis kommt der Chelat-Therapie wachsende Bedeutung zu. Einer der wichtigsten Chelatbildner ist das EDTA (Ethylen-Diamin-Tetra-Essigsäure). EDTA kann die Regeneration von Zellen fördern, indem es das Auftreten freier Radikaler vermindert.

Hinweis

Bei korrekter Durchführung hat die Chelat-Therapie kaum Nebenwirkungen.

In Verbindung mit der Chelat-Therapie wurden folgende Effekte beobachtet: verbesserte Durchblutung und verbesserte Elastizität der Gefäße, sogar der Aorta bei Aorten-Verengung, Erfolge bei Gerinnungsstörung, bei koronarer Herzkrankheit sowie bei Herzinsuffizienz. Des Weiteren kam es zur Senkung des LDL-Cholesterin-Wertes, zur Verbesserung der Gehirndurchblutung und der Merkfähigkeit und zu Erfolgen bei chronischen Depressionen.

5. Säule – Regelmäßig entgiften

Heilfasten

Bei meinen Patientinnen setze ich das Heilfasten als eines der wichtigsten Entgiftungsverfahren ein. In der umweltmedizinisch und naturheilkundlich orientierten Facharztpraxis kann Heilfasten, insbesondere auch unter Anti-Aging-Aspekten – ergänzt durch moderne und traditionelle Therapie-Konzepte –, durchgeführt werden.

Dabei handelt es sich um ein altes Entgiftungs- und Verjüngungsverfahren. Besonders die christlichen und buddhistischen Klöster haben sich dem Heilfasten intensiv befasst.

So beschreibt auch Hildegard im Buch „Liber vitae meritorum" das Benediktinische Heilfasten. Hier kann man nachlesen, wann, wie und bei wem das Heilfasten notwendig und sinnvoll ist.

Heilfasten ist besonders wichtig bei Übergewicht. Denn Übergewicht reduziert die Lebenserwartung und ist sehr oft die Ursache für hormonelle Störungen.

Wichtig

Heilfasten muss vorsichtig durchgeführt werden!

Effekte des Heilfastens

Die Fettdepots werden durch Heilfasten entleert. Unverwertetes Cholesterin und Phospholipide werden nach und nach mobilisiert und verbrannt. Das bei Übergewicht verschobene Gleichgewicht zwischen Fettaufbau (= Lipogenese) und Fettabbau (= Lipolyse) wird wieder hergestellt. Auch das Gleichgewicht zwischen Zuckeraufbau (= Glucogenese) und Zuckerabbau (= Glucolyse) wird wiederhergestellt. Zudem kann ein stark gestörtes hormonelles Gleichgewicht wieder Normwerte erreichen.

Wissenswertes

Therapeutische Begleitung

In meiner Praxis werden Patientinnen seit vielen Jahren beim Heilfasten therapeutisch begleitet.

Der Organismus entschlackt und entgiftet während des Heilfastens sehr stark. Bei Umverteilungsprozessen von Gift-, Schad- und Schlackenstoffen können starke Belastungen auf den Körper einstürmen. Deshalb ist es besonders wichtig, begleitend Immun-, Nervensystem und Organe wie Leber, Bauchspeicheldrüse und Niere zu stärken. Das von mir angebotene Programm beinhaltet u. a. eine Umstellung der Lebensgewohn-

Die fünf Säulen der Hildegard-Medizin

heiten, einen individuellen Ernährungsplan sowie individuelle Nahrungsmittel-Ergänzungen (aus der Ortho-Molekular-Medizin).

Fastenbegleitend kann eine Darmsanierung, Darm-Immuntherapie, Enzym-Therapie oder Symbioselenkung (nach gezielter Verdauungsanalyse) durchgeführt werden. Individuell kann es auch zum Einsatz naturheilkundlicher Lipasehemmer, Diuretika oder Abführrezepturen etc. kommen.

Physikalische Therapie/Schwitzbäder

In den nordischen Ländern erfreuen sich Schwitzbäder zur Regeneration und Verjüngung seit Jahrhunderten großer Beliebtheit.

Hildegard schreibt: „… *besonders für dicke und fette Leute ist solch ein Bad geeignet, dagegen sollen magere Leute nicht mit glühenden Steinen bereitete Schwitzbäder nehmen. Das gesündeste Schwitzbad ist, wenn es mit Ziegelsteinen vorbereitet ist. Sind diese nicht vorhanden, kann man auch Sandsteine nehmen, aber niemals darf man Kieselsteine verwenden.*"

Ölziehen

Zur regelmäßigen Entgiftung sollten alle Patientinnen täglich Ölziehen. Dabei handelt es sich um ein althergebrachtes Verfahren, das vom russischen Forscher Professor Karach beschrieben wurde.

Am besten eignet sich dafür HILD-I-SAN-Zahnöl, eine immunstimulierende und schonend entgiftende Spezialmischung. Diese besteht aus dreifach ungesättigten Fettsäuren (welche u. a. den PGE 2-Antagonisten PGE 1 begünstigen) mit Wundkräutern, Vitamin B, K, E und reduziertem Glutathion.

Bewährt hat sich auch die tägliche Einnahme von HILD-I-SAN EPAGLA-Kapseln. Dies ist eine von mir speziell für meine Umweltpatienten zusammengestellte Mischung aus „EPA" (= Eikosa Pentenone Acid aus Alaska-Fischöl) und „GLA" (= Gamma Linolen Acid), Verhältnis 4:1, mit Wundkräutern, Vitamin B, K, E und reduziertem Glutathion.

Der regelmäßige Aderlass nach Hildegard

Der Aderlass war schon immer ein altbewährtes Verfahren, um sich jung und fit zu halten.

Medizinhistorisch beschrieben ist der Aderlass bereits vor etwa 3000 Jahren in der altjüdischen Medizin und vor 2500 Jahren auch in der chinesischen Medizin sowie bei den Alten Griechen und den Alten Römern. Im Mittelalter war der Aderlass weit verbreitet. Beispielsweise beschreibt Galen die große Heilwirkung des Aderlasses und erwähnt die eigene Heilung von Malaria durch dieses Verfahren. Viele Jahrhunderte lang wurde der Aderlass in Klöstern mit großem Erfolg durchgeführt, die sich der Kranken, Vergifteten und Gebrechlichen sowie der Schwachen und Tumorkranken annahmen.

INFO

Traditionsgemäß dient der Aderlass zur Immunstimulation und zur Entgiftung.

Aktive Erhaltung der Gesundheit

Hildegard beschreibt genau, wie und warum man einen Aderlass machen soll. Man weiß heute übrigens, dass sie sich selbst durch regelmäßigen Aderlass ihre Gesundheit bis ins hohe Alter von 80 Jahren erhielt.

Nach Hildegard ist der regelmäßige Aderlass ein wichtiger Bestandteil zur aktiven Erhaltung der Gesundheit. Dies gilt insbesondere bei blutreichen Leuten, dort ist er unbedingt notwendig.

Die Menge an Blut, die man bei gesunden Leuten dabei ausfließen lässt, darf so viel betragen, wie der Betreffende auf einen Zug Wasser trinken kann. Bei schwachen Leuten wird diese Menge eingeschränkt und soll nur gleich der Menge eines Eies betragen.

TIPP

Ein maßvoller Aderlass bringt immer Gesundheit.

Beim Aderlass muss man genau darauf achten, dass das Blut zum richtigen Zeitpunkt aus der richtigen Vene ausfließt. Nach Möglichkeit soll der Aderlass wegen der besonderen Zusammensetzung der Säfte bei Vollmond bzw. bei abnehmendem Mond (bis sechs Tage nach Vollmond) durchgeführt werden.

Nicht nur zur Blutreinigung und Entgiftung

Nach speziellen Kriterien, die Hildegard genau beschrieben hat, unter anderem eine beobachtbare ganz spezielle Farb- und Konsistenzänderung des Blutes, kann die Menge individuell festgelegt werden. Gerade in der heutigen Zeit, in der wir mit so vielen Umweltgiften belastet sind, ist die Blutreinigung und -entgiftung durch den Aderlass wichtiger denn je.

Doch auch und gerade die Auswertung des Blutes nach Hildegard gibt Hinweise auf den körperlichen und seelischen Zustand des Menschen und auf die eventuelle Notwendigkeit weiterer therapeutischer Maßnahmen.

Nach alter Klostertradition ist die Auswertung des Aderlasses ein wichtiges Kriterium für die richtigen therapeutischen Maßnahmen.

Danksagung

Ich danke für die freundliche Untersstützung durch die Klösterl-Apotheke, München, die Bildmaterial zur Verfügung stellte und beratend bei der Ausarbeitung der Rezepturen zur Seite tand.

Zudem haben sich die Bastei-Apotheke und die Klösterl-Apotheke, München, bereit erklärt, Fragen aus dem Kollegenkreis zur Herstellung zu beantworten.

Weitere Fragen, die beim Leser zur Medizin der hl. Hildegard oder allgemeiner Art entstehen, nimmt der Qualitätszirkel für Bio-logische Medizin, 80336 München, Sendlingerstraße 17, Tel. 089/23001676, entgegen und leitet Sie an Exeperten weiter.

Publikationen des Autors zum Themenbereich (Auszug)

C. Schulte-Uebbing: Entgiftungstherapien, In: Colon-Immun-Stimulationstherapie (C.I.S.T.) – Handbuch der Darm-Infusionen, Sonntag-Verlag, Stuttgart, 1999 (372 Seiten)

C. Schulte-Uebbing: Colon-Immun-Stimulationstherapie (C.I.S.T.) – Das große Handbuch der Darm-Infusionen, Sonntag-Verlag, Stuttgart, 1999 (372 Seiten)

C. Schulte-Uebbing: Hl.Hildegard-Krebsheilkunde, Pattloch-Verlag, Augsburg, 1996 (224 Seiten)

C. Schulte-Uebbing: Immuntherapie. In: Umweltbedingte Frauenkrankheiten, Sonntag-Verlag, Stuttgart, 1995 (380 Seiten)

C. Schulte-Uebbing: Umweltmedizinische Therapie. In: Angewandte Umweltmedizin, Sonntag-Verlag, Stuttgart, 1995 (420 Seiten)

C. Schulte-Uebbing: Umweltbedingte Frauenkrankheiten, Sonntag-Verlag, Stuttgart, 1995

C. Schulte-Uebbing: Angewandte Umweltmedizin, Sonntag-Verlag, Stuttgart, 1994

C. Schulte-Uebbing (gemeinsam mit V. Zahn): Lehrbuch der Umweltmedizin, 560 S., München, 1991

C. Schulte-Uebbing, A. Berkmüller, E. E. Schulte-Uebbing: Umweltmedizinisch-Toxikologisches Gutachten über die Thiozyanat- und Spurenelementgehalte des Dinkels, München 1989

C. Schulte-Uebbing: Hildegard-Medizin. In: Handbuch der Heuschnupfentherapie, Sonntag-Verlag, Stuttgart, 2000

C. Schulte-Uebbing: Akupunktur für Schwangerschaft, Geburt und Wochenbett, De Gruyter, Berlin, New York, 2000

C. Schulte-Uebbing: Umweltmedizinische Aspekte des Alterns, Kongress Anti-Aging-Medizin 2001, German Society of Anti-Aging-Medicine e.V. (GSAAM), 2001